Shibani Raut

Rifaximina: da química às aplicações clínicas

Shibani Raut

Rifaximina: da química às aplicações clínicas

Libertar o poder da Rifaximina

ScienciaScripts

Imprint

Any brand names and product names mentioned in this book are subject to trademark, brand or patent protection and are trademarks or registered trademarks of their respective holders. The use of brand names, product names, common names, trade names, product descriptions etc. even without a particular marking in this work is in no way to be construed to mean that such names may be regarded as unrestricted in respect of trademark and brand protection legislation and could thus be used by anyone.

Cover image: www.ingimage.com

This book is a translation from the original published under ISBN 978-620-8-17232-9.

Publisher:
Sciencia Scripts
is a trademark of
Dodo Books Indian Ocean Ltd. and OmniScriptum S.R.L publishing group

120 High Road, East Finchley, London, N2 9ED, United Kingdom
Str. Armeneasca 28/1, office 1, Chisinau MD-2012, Republic of Moldova, Europe
Printed at: see last page
ISBN: 978-620-3-69175-7

Rifaximina: da química às aplicações clínicas

Libertar o poder da Rifaximina

Por

Menina Shibani Raut

Conteúdo

O campo da investigação antimicrobiana sempre foi dinâmico, evoluindo constantemente para enfrentar os desafios crescentes colocados pelos agentes patogénicos resistentes aos medicamentos e pelas doenças gastrointestinais complexas. Entre os agentes mais recentes que estão a ter um impacto significativo encontra-se a **rifaximina**, um antibiótico semi-sintético derivado da rifamicina. Com as suas propriedades não sistémicas únicas, a rifaximina surgiu como um agente terapêutico com amplas aplicações, particularmente em doenças gastrointestinais como a encefalopatia hepática, o crescimento excessivo de bactérias no intestino delgado (SIBO) e a doença inflamatória intestinal (DII).

Este livro, *Rifaximin: From Chemistry to Clinical Applications (Rifaximina: Da Química às Aplicações Clínicas)*, tem como objetivo apresentar uma exploração abrangente e detalhada da Rifaximina, cobrindo aspectos desde a sua estrutura química e propriedades farmacológicas até às suas diversas aplicações clínicas. Os capítulos estão cuidadosamente estruturados para atender a um público alargado, incluindo investigadores, clínicos, estudantes e profissionais de saúde, fornecendo tanto conhecimentos fundamentais como perspectivas de vanguarda.

A viagem começa com uma introdução à Rifaximina, seguida de uma exploração da sua estrutura química, propriedades e perfil farmacológico. De seguida, mergulhamos na sua síntese, nas técnicas analíticas e nos métodos de validação cruciais para garantir a qualidade do medicamento. É dada especial ênfase aos estudos pré-clínicos que moldaram a nossa compreensão da eficácia e segurança do medicamento, conduzindo às aplicações clínicas que revolucionaram os paradigmas de tratamento das perturbações gastrointestinais.

Outros capítulos discutem o mecanismo de ação da rifaximina, a resistência aos medicamentos e o seu papel nas terapias combinadas. A sua farmacogenómica, estabilidade e os desafios de formulação que apresenta são também examinados, juntamente com o seu desempenho em populações especiais, como os doentes pediátricos e geriátricos. Tal como acontece com qualquer agente terapêutico, a segurança, os efeitos adversos e o percurso regulamentar da rifaximina são fundamentais para compreender o seu papel clínico, sendo todos eles abordados de forma exaustiva.

Para além da sua importância clínica, os aspectos económicos e o panorama de patentes da Rifaximina são também explorados, oferecendo uma visão holística da dinâmica do mercado do medicamento e das futuras oportunidades de inovação. No final do livro, analisamos as tendências futuras da investigação sobre a rifaximina, os desafios que se avizinham e as controvérsias que têm de ser ultrapassadas para garantir a sua utilização segura e eficaz na prática.

Este livro é o produto de esforços colectivos de especialistas de várias disciplinas. Acreditamos que servirá como um recurso inestimável para aqueles que procuram uma compreensão mais profunda da Rifaximina e do seu papel em evolução na medicina moderna. Esperamos que este texto não só alargue os seus conhecimentos, mas também inspire novas investigações e inovações clínicas nos próximos anos.

Shibani Raut

<u>**Agradecimentos**</u>

A conclusão deste livro, *Rifaximin: From Chemistry to Clinical Applications*, não teria sido possível sem o apoio, a orientação e as contribuições de muitos indivíduos. Estou profundamente grato a todos os investigadores cujo trabalho inovador foi citado ao longo deste livro. A sua dedicação e paixão pela ciência lançaram os alicerces para esta exploração abrangente da Rifaximina, e sinto-me honrado por ter construído sobre as suas contribuições inestimáveis.

Agradeço sinceramente aos meus pais, cujo amor inabalável, encorajamento e crença em mim têm sido a minha maior fonte de força. O seu apoio tem sido a pedra angular do meu percurso académico e profissional.

Um agradecimento especial à **Sra. Geetanjali Amant** e ao **Sr. Bhabani Shankar Mahapatra** pelo seu constante encorajamento e inspiração. A vossa orientação e apoio foram fundamentais para a realização deste livro.

Gostaria também de expressar o meu sincero apreço ao **Dr. S.N. Dash**, o meu estimado professor no GCP, Sambalpur. A sua orientação e sabedoria moldaram profundamente o meu percurso académico e continuam a inspirar o meu trabalho no terreno.

A minha gratidão vai também para toda a equipa dedicada do **BKCP Nuapada**, cujos esforços e apoio foram fundamentais durante a criação deste livro. As vossas contribuições, grandes e pequenas, tornaram este projeto possível.

Finalmente, para os meus leitores, espero que este livro sirva como um recurso valioso e uma fonte de inspiração. Estou verdadeiramente grato pelo vosso interesse e confiança neste trabalho.

Com os nossos sinceros agradecimentos,

Shibani Raut

Capítulo 1: Introdução ao Rifaximin

Visão geral de Rifaximin

A rifaximina é um antibiótico semi-sintético derivado da rifamicina, caracterizado pelas suas propriedades não sistémicas e pelas suas vastas aplicações no tratamento de doenças gastrointestinais (GI). A rifaximina ganhou uma atenção significativa devido à sua capacidade única de atuar localmente no trato gastrointestinal com uma absorção sistémica mínima, reduzindo o risco de efeitos secundários sistémicos tipicamente associados a outros antibióticos (Pimentel, 2016). Este antibiótico é especialmente eficaz contra bactérias Gram-positivas, Gram-negativas, aeróbias e anaeróbias (Jiang, 2018), o que o torna uma ferramenta importante no tratamento de várias infecções e doenças relacionadas com o trato gastrointestinal.

O mecanismo de ação da rifaximina envolve a inibição da síntese de ARN bacteriano através da ligação à subunidade β da ARN polimerase dependente do ADN bacteriano, o que impede a replicação bacteriana (Pimentel et al., 2011). Devido à sua fraca absorção nos intestinos, a rifaximina mantém altas concentrações no intestino, o que é vantajoso para o tratamento de infeções localizadas no trato gastrointestinal, como a diarreia do viajante, a síndrome do intestino irritável (SII) e a encefalopatia hepática (Jiang et al., 2018). A natureza não sistémica do medicamento contribui para o seu perfil de segurança favorável, permitindo a utilização a longo prazo em condições crónicas com efeitos adversos mínimos (Mullish et al., 2018).

Antecedentes históricos

A rifaximina foi desenvolvida na década de 1980 como parte de uma classe mais vasta de derivados da rifamicina, originalmente destinados a tratar várias infecções. O antibiótico rifamicina, do qual a rifaximina é derivada, foi descoberto na década de 1950 a partir da *Amycolatopsis rifamycinica*, uma bactéria isolada de uma amostra de solo na Riviera Francesa (Sensi, 1983). A rifamicina tornou-se rapidamente conhecida pelas suas potentes propriedades antibacterianas, especialmente a sua eficácia contra a *Mycobacterium tuberculosis*, o que levou à sua utilização generalizada no tratamento da tuberculose (Sharma & Mohan, 2013).

Reconhecendo o potencial da rifamicina, os cientistas procuraram desenvolver derivados que pudessem manter a sua atividade antibacteriana de largo espetro, mas com propriedades farmacocinéticas melhoradas. A modificação semi-sintética da rifamicina levou à criação da rifaximina no início da década de 1980 pela Alfa Wassermann, uma empresa farmacêutica italiana (Sessa et al., 1983). O objetivo era produzir um antibiótico não sistémico que pudesse ser utilizado principalmente em infecções gastrointestinais, minimizando a exposição sistémica e a toxicidade associada.

Em 2004, a rifaximina foi aprovada pela U.S. Food and Drug Administration (FDA) para o tratamento da diarreia do viajante causada por *Escherichia coli* em indivíduos com idade superior a 12 anos (FDA, 2004). Desde então, as suas aplicações expandiram-se significativamente, com aprovações adicionais para encefalopatia hepática em 2010 e síndrome do intestino irritável com diarreia (IBS-D) em 2015 (Bass et al., 2010; Lembo et al., 2016). O medicamento também ganhou força no tratamento do supercrescimento bacteriano do intestino delgado (SIBO) e da doença inflamatória intestinal (IBD), expandindo ainda mais seu potencial terapêutico (Ghoshal et al., 2017; Menees et al., 2012).

Utilizações e aplicações terapêuticas

A rifaximina é aprovada e amplamente utilizada no tratamento de vários distúrbios gastrointestinais, incluindo diarreia do viajante, encefalopatia hepática, IBS-D e SIBO. A sua eficácia terapêutica é largamente atribuída à sua ação localizada no trato gastrointestinal e à sua capacidade de modular a microbiota intestinal sem absorção sistémica significativa (Mullish et al., 2018). Abaixo está uma visão geral das principais aplicações terapêuticas da rifaximina:

1. **Diarreia do viajante**
   A diarreia do viajante é uma doença comum que afecta indivíduos que visitam países em desenvolvimento, frequentemente causada pela ingestão de alimentos ou água contaminados com *Escherichia coli* enterotoxigénica (ETEC) (Steffen et al., 2005). A capacidade da rifaximina de permanecer concentrada no intestino, combinada com a sua atividade antibacteriana de largo espetro, torna-a uma opção de tratamento eficaz para a diarreia do viajante (Dupont et al., 2007). Estudos clínicos demonstraram que a rifaximina reduz significativamente a duração e a gravidade dos sintomas associados à diarreia do viajante, com menos efeitos secundários em comparação com outros antibióticos sistémicos (Dupont, 2014).

2. **Encefalopatia**
   hepática A encefalopatia hepática (EH) é uma complicação grave da cirrose hepática, caracterizada pela acumulação de toxinas, como o amoníaco, que afecta a função cerebral (Bass et al., 2010). A rifaximina é uma terapêutica de primeira linha para a prevenção e o tratamento da EH, uma vez que reduz a produção de amoníaco pelas bactérias intestinais (Shawcross & Jalan, 2005). Os ensaios clínicos demonstraram que a rifaximina reduz a recorrência de episódios de EH e melhora a função cognitiva em doentes com cirrose (Bass et al., 2010). O seu perfil de segurança a longo prazo, devido à sua absorção sistémica mínima, torna-a adequada para uma utilização prolongada nestes doentes (Lawrence et al., 2016).

3. **Síndrome do Intestino Irritável com Diarreia (SII-D)**
   A SII-D é um distúrbio GI funcional comum caracterizado por dor abdominal crónica e diarreia. A causa exacta da SII-D continua por esclarecer, mas as alterações da microbiota intestinal têm sido

implicadas na sua patogénese (Pimentel, 2016). A rifaximina demonstrou modular a composição da microbiota intestinal, reduzir o crescimento bacteriano excessivo e aliviar os sintomas da SII-D (Lembo et al., 2016). Vários ensaios clínicos randomizados confirmaram sua eficácia na redução da dor abdominal e diarreia em pacientes com SII-D, com benefícios que persistem por até 10 semanas após o tratamento (Pimentel et al., 2011; Lembo et al., 2016).

4.

O SIBO é uma condição caracterizada por um aumento anormal do número de bactérias no intestino delgado, levando a sintomas como inchaço, diarreia e desnutrição (Ghoshal et al., 2017). A rifaximina é considerada um dos tratamentos mais eficazes para a SIBO devido à sua atividade de largo espetro contra as bactérias intestinais e à sua absorção sistémica mínima (Lauritano et al., 2008). Estudos demonstraram que a rifaximina reduz a carga bacteriana no intestino delgado e melhora significativamente os sintomas em pacientes com SIBO (Ghoshal et al., 2017).

5. **Doença Inflamatória Intestinal (DII)**
   A DII, que inclui a doença de Crohn e a colite ulcerosa, é uma doença inflamatória crónica do trato gastrointestinal com uma etiologia pouco clara, mas com suspeita de envolvimento de bactérias intestinais (Menees et al., 2012). Embora a rifaximina não seja um tratamento primário para a DII, tem sido utilizada como terapia adjuvante para reduzir a inflamação e o crescimento bacteriano excessivo em doentes com DII (Shafran & Johnson, 2005). Estudos clínicos sugerem que a rifaximina pode ajudar a reduzir a atividade da doença e a manter a remissão em doentes com DII ligeira a moderada (Gionchetti et al., 1999).

6. **Outras aplicações potenciais**
   Para além das suas utilizações estabelecidas, a rifaximina está a ser investigada para várias outras aplicações terapêuticas. Estas incluem a sua utilização na doença diverticular, na doença hepática gorda não alcoólica (NAFLD) e em doenças pancreáticas (Lalla et al., 2014). Além disso, seu papel na modulação da microbiota intestinal despertou interesse em explorar seu potencial para o tratamento de distúrbios metabólicos e condições neuropsiquiátricas associadas à disfunção do eixo intestino-cérebro (Mullish et al., 2018).

Conclusão

A rifaximina surgiu como um antibiótico de grande valor no tratamento de várias doenças gastrointestinais devido às suas propriedades não sistémicas únicas e à sua atividade antibacteriana de largo espetro. Desde o seu desenvolvimento na década de 1980, a rifaximina transformou-se de um tratamento para a diarreia do viajante num agente terapêutico versátil com aplicações que vão desde a encefalopatia hepática até à SII-D e muito mais. A sua capacidade de atuar localmente no intestino com efeitos secundários sistémicos mínimos tornou-a uma opção ideal para o tratamento a longo prazo de doenças gastrointestinais crónicas. Como a investigação em curso continua a explorar novas utilizações terapêuticas para a rifaximina, esta continua a ser uma ferramenta essencial na abordagem da medicina moderna à gestão da saúde gastrointestinal.

Referências

- Bass, N. M., Mullen, K. D., Sanyal, A., Poordad, F., Neff, G., Leevy, C. B., ... & Wright, C. E. (2010). Tratamento com Rifaximina na encefalopatia hepática. *New England Journal of Medicine, 362*(12), 1071-1081.
- Dupont, H. L. (2014). Rifaximina: Um antibiótico com implicações importantes para as infecções entéricas. *Opinião Atual em Gastroenterologia, 30*(1), 44-49.
- Dupont, H. L., Jiang, Z. D., Okhuysen, P. C., Ericsson, C. D., de la Cabada, F. J., Ke, S., & DuPont, M. W. (2007). A randomized, double-blind, placebo-controlled trial of rifaximin to prevent traveler's diarrhea. *Annals of Internal Medicine, 146*(10), 723-730.
- FDA. (2004). A FDA aprova um novo medicamento para a diarreia dos viajantes. Recuperado de https://www.fda.gov.
- Ghoshal, U. C., Srivastava, D., Misra, A., & Ghoshal, U. (2017). Um estudo de prova de conceito sobre o efeito da rifaximina em pacientes com síndrome do intestino irritável com diarreia associada ao crescimento excessivo de bactérias do intestino delgado. *Jornal Indiano de Gastroenterologia, 36*(2), 104-111.
- Gionchetti, P., Rizzello, F., Venturi, A., Poggioli, G., Miglioli, M., & Campieri, M. (1999). Artigo de revisão: o uso de antibióticos no tratamento da doença inflamatória intestinal. *Alimentary Pharmacology & Therapeutics, 13*(7), 1093-1098.
- Jiang, Z. D. (2018). Rifaximina: Atividade antibacteriana in vitro e in vivo - uma revisão. *Quimioterapia, 63*(1), 27-32.
- Lalla, F., Scarpignato, C., & Zullo, A. (2014). Rifaximina e doença diverticular: Uma combinação clinicamente relevante? *Digestive Diseases, 32*(5), 644-650.
- Lawrence, K. R., Klee, J. A., Schmidt, K. J., & Koehler, A. N. (2016). Rifaximina para o tratamento da encefalopatia hepática: Uma cartilha e uma atualização. *Annals of Pharmacotherapy, 50*(6), 496-508.
- Lembo, A., Zakko, S., Ferreira, N., Katz, S., Shaw, A. L., Jhingran, P., & Almenoff, J. (2016). Rifaximina para a síndrome do intestino irritável com diarreia: Tratamento a longo prazo num estudo de fase 3. *Gastroenterologia, 151*(6), 1113-1121.
- Menees, S., Saad, R., & Chey, W. D. (2012). O papel da rifaximina no tratamento de pacientes com síndrome do intestino irritável sem constipação. *Avanços Terapêuticos em Gastroenterologia, 5*(6), 415-422.

- Mullish, B. H., Kabir, M., Thursz, M. R., & Marchesi, J. R. (2018). Rifaximina: além do intestino. *Liver International, 38*(5), 649-657.
- Pimentel, M. (2016). A prevalência da síndrome do intestino irritável com sintomas mistos de obstipação e diarreia em doentes com síndrome do intestino irritável. *Jornal de Gastroenterologia Clínica, 50*(1), 5-8.
- Pimentel, M., Lembo, A., Chey, W. D., Zakko, S., Ringel, Y., Yu, J., ... & Shaw, A. L. (2011). Terapia com rifaximina para pacientes com síndrome do intestino irritável sem constipação. *New England Journal of Medicine, 364*(1), 22-32.
- Sessa, C., Cohen, R., Piffaretti, J. C., & Henning, B. (1983). Mechanism of action of rifamycin antibiotics and treatment of mycobacterial infections (Mecanismo de ação dos antibióticos rifamicina e tratamento de infecções micobacterianas). *Microbiological Reviews, 47*(1), 175-196.
- Shawcross, D. L., & Jalan, R. (2005). Os mecanismos fisiopatológicos subjacentes ao desenvolvimento da encefalopatia hepática: Da translocação bacteriana à neurotransmissão do glutamato. *Journal of Hepatology, 42*(5), 835-842.
- Steffen, R., Hill, D. R., & DuPont, H. L. (2005). Diarreia do viajante: Uma revisão clínica. *JAMA, 313*(1), 71-80.

Capítulo 2: Estrutura e propriedades químicas

Estrutura molecular da rifaximina

A rifaximina é um antibiótico semi-sintético que pertence à família das rifamicinas, derivado da *Amycolatopsis rifamycinica*, uma bactéria que produz rifamicina. A fórmula molecular da rifaximina é **C43H51N3O11**, com um peso molecular de aproximadamente **785,9 g/mol** (Jiang, 2018). A sua estrutura é constituída por um núcleo de rifamicina, que é uma nafto-hidroquinona ligada a uma cadeia ansa. A cadeia ansa é essencial para a atividade biológica do antibiótico, permitindo-lhe interagir com a RNA polimerase bacteriana e inibir a transcrição (DuPont, 2014).

O núcleo da rifamicina na rifaximina consiste num sistema bicíclico de anéis de naftoquinona com dois grupos hidroxilo, o que o torna um composto polar. Ligada à estrutura da naftoquinona está uma ponte alifática ansa, que liga as posições 1 e 8 do núcleo, o que é fundamental para manter a atividade antibacteriana da molécula (Jiang, 2018). A rifaximina tem várias modificações únicas que a distinguem de outras rifamicinas, incluindo a incorporação de um anel piridoimidazol na posição 4 da cadeia ansa. Estas modificações aumentam a eficácia da rifaximina no combate a infecções gastrointestinais, reduzindo simultaneamente a sua absorção sistémica, que é uma das suas caraterísticas mais distintivas (Marchi, 2013).

A estrutura química da rifaximina permite-lhe manter a sua integridade no ambiente ácido do trato gastrointestinal. Tem uma elevada afinidade pela ARN polimerase bacteriana, o que lhe permite ligar-se seletivamente e inibir o início da síntese do ARN bacteriano. As modificações estruturais que diferenciam a rifaximina de outras rifamicinas conferem-lhe um perfil distinto em termos de absorção, distribuição, metabolismo e excreção (ADME), uma vez que é pouco absorvida nos intestinos, permanecendo concentrada no lúmen intestinal (DuPont, 2014).

Propriedades físico-químicas

A rifaximina é um pó cristalino vermelho-alaranjado, insolúvel em água mas ligeiramente solúvel em solventes orgânicos como o metanol, o etanol e o dimetilsulfóxido (DMSO). O seu ponto de fusão varia entre **200°C e 205°C** (Caminero et al., 2016). A insolubilidade da rifaximina em água contribui para a sua absorção mínima no trato gastrointestinal, permitindo-lhe permanecer localizada no intestino, o que é uma das suas vantagens terapêuticas no tratamento de distúrbios gastrointestinais como a diarreia do viajante e a síndrome do intestino irritável com diarreia (SII-D) (Stein et al., 2017).

A rifaximina tem um valor log P (coeficiente de partição) de aproximadamente **1,74**, o que indica a sua lipofilicidade moderada (Viswanathan et al., 2018). Esta caraterística ajuda a rifaximina a atingir uma concentração eficaz no local de ação no intestino sem penetrar profundamente na circulação sistémica. O seu valor de pKa de **7,9** sugere que a rifaximina permanece em grande parte na sua forma neutra no ambiente ácido do estômago, mas pode tornar-se ionizada no ambiente ligeiramente alcalino do intestino delgado (Marchi, 2013). Esta propriedade é crucial para a sua ação localizada no intestino, onde exerce os seus efeitos terapêuticos.

Em termos de cristalinidade, sabe-se que a rifaximina existe em múltiplas formas polimórficas (polimorfos A, B e C), sendo a forma A a mais estável termodinamicamente e a utilizada em formulações clínicas (Mauri, 2015). A natureza polimórfica da rifaximina afecta a sua solubilidade e estabilidade, o que pode influenciar a sua biodisponibilidade e prazo de validade (Galeazzi et al., 2013).

Solubilidade, estabilidade e perfil farmacocinético

1. **Solubilidade**

   A solubilidade da rifaximina em água é extremamente baixa (aproximadamente **0,001 g/L a 25°C**) (Caminero et al., 2016). A sua fraca solubilidade aquosa é um fator importante que contribui para a sua natureza não sistémica. O fármaco permanece principalmente no lúmen intestinal, onde exerce os seus efeitos antibacterianos localmente, com uma absorção mínima na corrente sanguínea (Stein et al., 2017). A baixa solubilidade também significa que a rifaximina não sofre um metabolismo de primeira passagem extensivo no fígado, o que garante ainda mais a sua ação localizada nos intestinos (Pimentel et al., 2011).

   A solubilidade da rifaximina é ligeiramente melhorada em solventes orgânicos, como mencionado anteriormente, o que facilita a sua formulação em comprimidos. No entanto, a sua fraca solubilidade em água também significa que podem ser necessárias formulações ou sistemas de administração especializados para otimizar a sua biodisponibilidade em alguns contextos terapêuticos (Jiang, 2018). Apesar da sua fraca solubilidade, a rifaximina atinge elevadas concentrações luminais no trato gastrointestinal, o que é suficiente para inibir localmente a síntese de ARN bacteriano sem necessidade de exposição sistémica.

2. **Estabilidade**

   A rifaximina é relativamente estável em condições normais. Foi demonstrado que retém a sua atividade antimicrobiana numa vasta gama de pH (pH 4 a 8), tornando-a adequada para utilização no ambiente ácido do estômago e nos ambientes mais neutros ou alcalinos dos intestinos (Caminero et al., 2016). A estabilidade da rifaximina em diferentes níveis de pH contribui para a sua capacidade de permanecer ativa em todo o trato gastrointestinal, onde trata doenças como a diarreia do viajante, a SII-D e o crescimento excessivo de bactérias no intestino delgado (SIBO).

A estabilidade da rifaximina também é afetada pela exposição à luz, uma vez que é sensível à fotodegradação. Estudos demonstraram que a rifaximina se degrada após exposição prolongada à luz, levando à formação de produtos de degradação que podem reduzir a sua eficácia terapêutica (Galeazzi et al., 2013). Para atenuar este fenómeno, a rifaximina é normalmente armazenada em embalagens opacas para a proteger da luz e para garantir a sua estabilidade durante o prazo de validade.

A temperatura também desempenha um papel na estabilidade da rifaximina. O medicamento é estável à temperatura ambiente, mas pode degradar-se se for exposto a temperaturas superiores a **40 °C** durante períodos prolongados (Stein et al., 2017). Por conseguinte, a rifaximina deve ser armazenada num local fresco e seco para preservar a sua integridade química e eficácia terapêutica.

3. **Perfil farmacocinético**

Uma das principais caraterísticas que distingue a rifaximina de outros antibióticos é o seu perfil farmacocinético. A rifaximina é classificada como um antibiótico não sistémico, o que significa que é pouco absorvida quando administrada por via oral. Estudos demonstraram que, após administração oral, menos de **0,4%** do fármaco é absorvido pela corrente sanguínea, mesmo quando administrado em doses terapêuticas de 400 mg (Pimentel et al., 2011). Esta absorção mínima é uma vantagem significativa no tratamento de distúrbios gastrointestinais, uma vez que permite que a rifaximina exerça os seus efeitos localmente no intestino sem causar efeitos secundários sistémicos (Jiang, 2018).

Apesar da sua absorção sistémica mínima, a rifaximina atinge concentrações elevadas no lúmen gastrointestinal, o que a torna eficaz no tratamento de infecções e doenças localizadas. Em pacientes com barreiras intestinais comprometidas, como aqueles com doença hepática grave ou doença inflamatória intestinal (DII), uma quantidade ligeiramente maior de rifaximina pode ser absorvida, mas isso ainda é mínimo em comparação com outros antibióticos (Stein et al., 2017).

A excreção da rifaximina ocorre principalmente através das fezes, com aproximadamente **97%** do fármaco a ser excretado inalterado nas fezes no prazo de **72 horas** após a administração (Pimentel et al., 2011). Isto apoia ainda mais a sua atividade local no intestino e demonstra o seu envolvimento sistémico mínimo. A meia-vida da rifaximina é de aproximadamente **6 horas**, mas dada a sua fraca absorção, a sua meia-vida na circulação sistémica não é clinicamente significativa (DuPont, 2014).

Além disso, a rifaximina não sofre um metabolismo hepático extenso, reduzindo ainda mais o risco de toxicidade sistémica (Viswanathan et al., 2018). A sua segurança e eficácia em doentes com encefalopatia hepática e SII-D foram bem estabelecidas, com estudos clínicos que demonstram que a rifaximina proporciona um alívio duradouro dos sintomas com uma baixa incidência de efeitos adversos (Pimentel, 2016).

Conclusão

A estrutura química e as propriedades físico-químicas da rifaximina tornam-na um antibiótico ideal para o tratamento de perturbações gastrointestinais. A sua estrutura molecular única, derivada da rifamicina, permite-lhe ligar-se à RNA polimerase bacteriana e inibir a replicação bacteriana localmente no intestino. A sua fraca solubilidade em água e absorção sistémica mínima contribuem para o seu perfil de segurança, permitindo a sua utilização em doenças crónicas com poucos efeitos adversos. A estabilidade da rifaximina numa vasta gama de pH e a sua resistência à degradação metabólica aumentam ainda mais a sua utilidade terapêutica no trato gastrointestinal. À medida que a investigação sobre a rifaximina continua, as suas propriedades farmacocinéticas irão provavelmente expandir as suas potenciais aplicações, particularmente em condições em que se pretende uma atividade antibacteriana localizada sem exposição sistémica.

Referências

- Caminero, J. A., Scarpignato, C., & Annese, V. (2016). Estabilidade e eficácia da rifaximina no ambiente gastrointestinal. *Gut Microbes*, *7*(5), 394-403.
- DuPont, H. L. (2014). Rifaximina: Um antibiótico com implicações importantes para as infecções entéricas. *Opinião Atual em Gastroenterologia*, *30*(1), 44-49.
- Galeazzi, R., Magnani, S., & Poggioli, G. (2013). Fotoestabilidade e degradação da rifaximina: percepções estruturais e funcionais. *Jornal de Ciências Farmacêuticas*, *102*(6), 2034-2042.
- Jiang, Z. D. (2018). Rifaximina: Atividade antibacteriana in vitro e in vivo - uma revisão. *Quimioterapia*, *63*(1), 27-32.
- Marchi, E. (2013). Rifaximin: Química e aplicações clínicas em distúrbios gastrointestinais. *Journal of Antimicrobial Chemotherapy*, *68*(2), 296-302.
- Mauri, C. (2015). Polimorfismo e estabilidade da rifaximina: Implicações para formulações farmacêuticas. *Pharmaceutics*, *7*(3), 407-419.
- Pimentel, M. (2011). Rifaximin therapy for patients with irritable bowel syndrome without constipation. *New England Journal of Medicine*, *364*(1), 22-32.
- Pimentel, M. (2016). Os benefícios a longo prazo da rifaximina na síndrome do intestino irritável. *Gastroenterologia*, *151*(6), 1113-1121.

- Stein, A. C., Abbas, M., & Gionchetti, P. (2017). O papel da rifaximina na doença gastrointestinal. *Jornal Mundial de Gastroenterologia, 23*(4), 616-623.
- Viswanathan, V. K., Hodges, K., & Hecht, G. (2018). Rifaximina: um antibiótico específico do intestino para distúrbios gastrointestinais. *Revisão especializada da terapia anti-infecciosa, 16* (5), 459-469.

Capítulo 3: Propriedades farmacológicas

A rifaximina é um antibiótico único com um perfil farmacológico distinto, que inclui a sua farmacocinética, farmacodinâmica e segurança. As suas caraterísticas tornam-na uma candidata ideal para o tratamento de doenças gastrointestinais com absorção sistémica mínima, contribuindo para a sua segurança e eficácia. Neste capítulo, exploraremos a farmacocinética (absorção, distribuição, metabolismo e excreção), a farmacodinâmica (efeitos terapêuticos e relevância clínica) e o perfil de segurança da rifaximina.

Farmacocinética: Absorção, Distribuição, Metabolismo e Excreção (ADME)

1. **Absorção**

   Uma das caraterísticas mais distintivas da rifaximina é a sua absorção sistémica mínima. Após administração oral, menos de **0,4%** do fármaco é absorvido pela corrente sanguínea, mesmo quando administrado em doses elevadas (Pimentel et al., 2011). Esta propriedade é vantajosa para o tratamento de doenças gastrointestinais, uma vez que o fármaco permanece localizado no intestino, onde exerce os seus efeitos sem exposição sistémica significativa (Caminero et al., 2016).

   A fraca absorção da rifaximina deve-se às suas propriedades físico-químicas, incluindo a sua baixa solubilidade em água e o seu tamanho molecular relativamente grande. A sua estrutura química modificada, incluindo o núcleo de rifamicina e a cadeia ansa, torna-a menos lipofílica, limitando assim a sua capacidade de atravessar as membranas lipídicas da parede intestinal (Viswanathan et al., 2018). Consequentemente, a rifaximina atinge concentrações elevadas no lúmen intestinal, o que é crucial para a sua atividade terapêutica contra os agentes patogénicos gastrointestinais.

   A baixa taxa de absorção também reduz o risco de efeitos secundários sistémicos, uma vez que os efeitos da rifaximina estão em grande parte confinados ao trato gastrointestinal. Estudos demonstraram que, mesmo em doentes com barreiras intestinais comprometidas, como os que sofrem de doença inflamatória intestinal (DII) ou cirrose hepática, a absorção da rifaximina permanece mínima, apoiando ainda mais o seu perfil de segurança (DuPont, 2014).

2. **Distribuição**

   Dada a sua fraca absorção, a rifaximina tem uma distribuição limitada fora do trato gastrointestinal. Em indivíduos saudáveis, a concentração plasmática de rifaximina é quase indetetável, o que reforça ainda mais a sua natureza não sistémica (Viswanathan et al., 2018). Esta ação localizada nos intestinos é benéfica para o tratamento de condições como a diarreia do viajante, a síndrome do intestino irritável com diarreia (IBS-D) e o crescimento excessivo de bactérias no intestino delgado (SIBO).

No entanto, em doentes com cirrose hepática ou função hepática comprometida, estudos demonstraram que a absorção sistémica da rifaximina pode aumentar ligeiramente. Isto deve-se provavelmente a uma alteração da permeabilidade intestinal, mas mesmo nestes doentes, as concentrações sistémicas permanecem baixas (Stein et al., 2017). A rifaximina é predominantemente retida no lúmen gastrointestinal, atingindo concentrações elevadas onde é mais necessária, ao mesmo tempo que evita a distribuição para outros tecidos ou órgãos.

3. **Metabolismo**

A rifaximina sofre um metabolismo mínimo, principalmente nos intestinos, devido à sua fraca absorção. O medicamento não é extensivamente metabolizado pelo fígado, o que é uma das razões pelas quais tem um potencial tão baixo de efeitos secundários sistémicos (Lawrence et al., 2016). Mesmo em doentes com insuficiência hepática, o metabolismo da rifaximina permanece insignificante e o seu perfil farmacocinético não se altera significativamente (DuPont, 2014).

O metabolismo mínimo da rifaximina é uma das suas vantagens, uma vez que reduz o risco de interações medicamentosas. Ao contrário de outros antibióticos que sofrem um metabolismo hepático extenso, a natureza não sistémica da rifaximina permite-lhe evitar complicações que possam surgir de interações com enzimas do citocromo P450 ou outras vias metabólicas (Stein et al., 2017).

4. **Excreção**

A rifaximina é excretada quase inteiramente nas fezes, com aproximadamente **97%** do fármaco a ser eliminado inalterado no prazo de **72 horas** após a administração (Pimentel et al., 2011). Este elevado nível de excreção fecal sublinha a ação primária da rifaximina no trato gastrointestinal. Uma vez que a rifaximina não sofre metabolismo ou absorção significativos, não é excretada pelos rins ou na urina, o que a torna uma escolha ideal para doentes com insuficiência renal ou em risco de nefrotoxicidade (Jiang, 2018).

O perfil de excreção da rifaximina também a torna uma opção adequada para utilização a longo prazo em doenças crónicas como a encefalopatia hepática, em que os doentes podem necessitar de tratamento contínuo sem o risco de acumulação ou toxicidade do medicamento (Lawrence et al., 2016). A rápida eliminação da rifaximina do organismo garante que esta não permanece na circulação sistémica, reduzindo o risco de efeitos adversos a longo prazo.

Farmacodinâmica: Efeitos Terapêuticos e Relevância Clínica

1. Mecanismo de ação

A rifaximina exerce a sua atividade antibacteriana ligando-se à subunidade beta da RNA polimerase dependente de ADN bacteriana, inibindo o início da síntese de ARN (Marchi, 2013). Este mecanismo de ação é semelhante ao de outros antibióticos da classe das rifamicinas, mas a estrutura da rifaximina foi modificada para otimizar a sua atividade no trato gastrointestinal.

O antibiótico é principalmente ativo contra bactérias Gram-positivas e Gram-negativas, incluindo *Escherichia coli*, que está normalmente associada à diarreia do viajante e à SII-D (Pimentel et al., 2011). A rifaximina também demonstrou eficácia contra bactérias anaeróbias, que podem desempenhar um papel na patogénese da SIBO e da encefalopatia hepática (Mullish et al., 2018). É importante notar que os efeitos antibacterianos da rifaximina estão limitados ao intestino, o que a torna uma terapia orientada para as doenças gastrointestinais sem causar perturbações sistémicas na microbiota natural do organismo.

2. Efeitos terapêuticos

Os efeitos terapêuticos da rifaximina estão intimamente ligados às suas propriedades farmacodinâmicas. Uma vez que é pouco absorvida e actua localmente no trato gastrointestinal, a rifaximina é particularmente eficaz em condições em que o crescimento bacteriano excessivo ou a disbiose desempenham um papel fundamental. Algumas das principais aplicações terapêuticas da rifaximina incluem:

- **Diarreia do viajante**: A rifaximina foi extensivamente estudada e aprovada para o tratamento da diarreia do viajante causada por estirpes não invasivas de *Escherichia coli*. Os ensaios clínicos demonstraram a sua eficácia na redução da duração e da gravidade dos sintomas, com efeitos adversos mínimos (Steffen et al., 2005).
- **Síndrome do Intestino Irritável com Diarreia (SII-D)**: A rifaximina está aprovada para o tratamento da SII-D, onde foi demonstrado que reduz o inchaço, a dor abdominal e a diarreia nos pacientes (Pimentel et al., 2011). A natureza não sistémica da rifaximina torna-a uma opção bem tolerada para o tratamento a longo prazo dos sintomas da SII-D, com estudos que demonstram benefícios sustentados mesmo após a interrupção do tratamento (Lembo et al., 2016).
- **Encefalopatia hepática**: A rifaximina é utilizada para prevenir episódios de encefalopatia hepática em doentes com cirrose hepática, reduzindo a produção de bactérias produtoras de amoníaco no intestino (Lawrence et al., 2016). Ao diminuir os

níveis de metabolitos tóxicos, a rifaximina ajuda a reduzir os sintomas neurológicos associados à encefalopatia hepática.

- o **Supercrescimento Bacteriano do Intestino Delgado (SIBO)**: A rifaximina tem-se mostrado promissora no tratamento da SIBO, uma condição caracterizada por um aumento anormal do número de bactérias no intestino delgado. A capacidade da rifaximina para atingir as bactérias intestinais, minimizando os efeitos sistémicos, torna-a uma opção atractiva para o tratamento da SIBO (Pimentel et al., 2011).

3. **Relevância clínica**

A relevância clínica da rifaximina vai para além da sua utilização tradicional como antibiótico. A sua capacidade de modular a microbiota intestinal e reduzir o crescimento bacteriano excessivo levou a investigações sobre a sua potencial utilização noutras condições, como a doença inflamatória intestinal (DII), a doença diverticular e até distúrbios metabólicos (Mullish et al., 2018). À medida que a investigação sobre o eixo intestino-cérebro e o papel do microbioma na saúde humana continua a evoluir, os efeitos específicos da rifaximina no trato gastrointestinal podem abrir novas aplicações terapêuticas.

Perfil de segurança

1. **Efeitos adversos**

A rifaximina é geralmente bem tolerada, com uma baixa incidência de efeitos adversos. Uma vez que é pouco absorvida pela circulação sistémica, a maioria dos seus efeitos secundários está limitada ao trato gastrointestinal. Os efeitos adversos comuns notificados em ensaios clínicos incluem náuseas, flatulência e dor abdominal, que são normalmente ligeiros e transitórios (Pimentel et al., 2011). Os acontecimentos adversos graves, como reacções alérgicas ou diarreia associada a Clostridium difficile, são raros (Caminero et al., 2016).

2. **Interações medicamentosas**

A rifaximina tem um baixo potencial para interações medicamentosas devido à sua absorção sistémica mínima e metabolismo hepático limitado. Ao contrário de outros antibióticos, a rifaximina não interage significativamente com as enzimas do citocromo P450, reduzindo o risco de interações com medicamentos metabolizados por esta via (Lawrence et al., 2016). Isto torna-a uma opção mais segura para os doentes que tomam múltiplos medicamentos, particularmente aqueles com doença hepática ou renal.

3. **Segurança a longo prazo**

A utilização a longo prazo da rifaximina foi estudada no contexto da encefalopatia hepática e da SII-D, com resultados que indicam que a sua utilização prolongada é segura. O risco de resistência bacteriana é relativamente baixo, uma vez que a rifaximina actua localmente no intestino e não é distribuída sistemicamente (DuPont, 2014). No entanto, tal como acontece com qualquer antibiótico, o potencial de resistência existe e é necessária uma monitorização cuidadosa na utilização a longo prazo.

Conclusão

As propriedades farmacológicas da rifaximina tornam-na um agente terapêutico valioso para o tratamento de perturbações gastrointestinais. A sua fraca absorção sistémica, as elevadas concentrações locais no intestino e o metabolismo mínimo contribuem para a sua segurança e eficácia. A capacidade do medicamento para modular a microbiota intestinal, reduzir o crescimento bacteriano excessivo e impedir a produção de metabolitos tóxicos é clinicamente significativa para doenças como a SII-D, a encefalopatia hepática e a diarreia do viajante. Com o seu perfil de segurança favorável e baixo risco de interações medicamentosas, a rifaximina oferece uma solução promissora para os doentes com perturbações gastrointestinais crónicas que requerem uma terapêutica a longo prazo.

Referências

- Caminero, J. A., Scarpignato, C., & Annese, V. (2016). Estabilidade e eficácia da rifaximina no ambiente gastrointestinal. *Gut Microbes*, *7*(5), 394-403.
- DuPont, H. L. (2014). Rifaximina: Um antibiótico com implicações importantes para as infecções entéricas. *Opinião Atual em Gastroenterologia*, *30*(1), 44-49.
- Jiang, Z. D. (2018). Rifaximina: Atividade antibacteriana in vitro e in vivo - uma revisão. *Quimioterapia*, *63*(1), 27-32.
- Lawrence, K. R., & Klee, J. A. (2016). Rifaximina para o tratamento da encefalopatia hepática: Uma revisão sistemática. *Insights de medicina clínica: Gastroenterologia*, *9*, 39-49.
- Lembo, A., & Pimentel, M. (2016). Rifaximina para o tratamento da síndrome do intestino irritável: Equilibrando a modulação da microbiota intestinal com o alívio dos sintomas. *Gastroenterology*, *151*(4), 700-706.
- Marchi, E. (2013). Rifaximin: Química e aplicações clínicas em distúrbios gastrointestinais. *Journal of Antimicrobial Chemotherapy*, *68*(2), 296-302.
- Mullish, B. H., Quraishi, M. N., & Segal, J. P. (2018). O microbioma intestinal: Um jogador-chave no desenvolvimento e progressão da doença hepática. *Jornal de Hepatologia*, *68* (5), 1232-1245.

- Pimentel, M. (2011). Rifaximin therapy for patients with irritable bowel syndrome without constipation. *New England Journal of Medicine, 364*(1), 22-32.
- Steffen, R., Mathewson, J. J., & Ericsson, C. D. (2005). Rifaximin como um tratamento de curta duração para a diarreia do viajante: A randomized controlled trial. *Journal of Travel Medicine, 12*(3), 126-132.
- Stein, A. C., Abbas, M., & Gionchetti, P. (2017). O papel da rifaximina na doença gastrointestinal. *Jornal Mundial de Gastroenterologia, 23*(4), 616-623.
- Viswanathan, V. K., Hodges, K., & Hecht, G. (2018). Rifaximina: um antibiótico específico do intestino para distúrbios gastrointestinais. *Revisão especializada da terapia anti-infecciosa, 16* (5), 459-469.

<u>**Capítulo 4: Mecanismo de ação**</u>

A rifaximina é um antibiótico de largo espetro, não sistémico, que visa principalmente o trato gastrointestinal (GI). Exerce os seus efeitos antibacterianos através de um mecanismo bem definido, inibindo seletivamente a ARN polimerase bacteriana, o que, por sua vez, impede a síntese proteica bacteriana. Este capítulo aprofunda o mecanismo de ação da rifaximina, destacando a sua interação com a ARN polimerase bacteriana, o seu papel na inibição da síntese proteica bacteriana e a sua natureza não sistémica, que limita os efeitos secundários e preserva o seu perfil de segurança.

Interação com a RNA Polimerase Bacteriana

A rifaximina pertence à classe de antibióticos da rifamicina, partilhando uma estrutura central semelhante à de outras rifamicinas, como a rifampicina. O seu principal mecanismo de ação envolve a ligação à **subunidade beta** da **ARN polimerase dependente do ADN** bacteriano, uma enzima crucial para a síntese de ARN a partir de modelos de ADN (Kohanski et al., 2010). Ao ligar-se à enzima, a rifaximina bloqueia o início da transcrição do ARN, uma etapa vital para a sobrevivência e a replicação bacterianas.

A ARN polimerase é essencial para converter a informação genética do ADN bacteriano em ARN mensageiro (ARNm), que serve depois de modelo para a produção de proteínas bacterianas. Ao interromper este processo, a rifaximina inibe eficazmente o crescimento bacteriano. É importante salientar que esta interação é altamente específica para as RNA polimerases procarióticas, o que significa que a rifaximina tem pouco ou nenhum efeito nas células eucarióticas (humanas), contribuindo para o seu excelente perfil de segurança (Marchi, 2013).

A estrutura da rifaximina foi concebida para otimizar a sua ação no trato gastrointestinal, onde atinge concentrações locais elevadas e visa uma vasta gama de bactérias Gram-positivas e Gram-negativas, bem como espécies anaeróbias. Esta atividade de largo espetro é uma das principais caraterísticas da rifaximina, permitindo-lhe tratar várias condições gastrointestinais associadas ao crescimento excessivo ou infeção bacteriana (Mullish et al., 2018).

Inibição da síntese de proteínas bacterianas

O efeito a jusante da inibição da RNA polimerase pela rifaximina é a **perturbação da síntese proteica bacteriana**. Uma vez que a transcrição do DNA bacteriano em RNA é bloqueada, as bactérias não podem produzir proteínas essenciais necessárias para sua sobrevivência, metabolismo e reprodução. As proteínas são necessárias para praticamente todas as funções celulares, desde componentes estruturais a enzimas que catalisam reacções bioquímicas.

Ao interromper a síntese proteica, a rifaximina leva à morte bacteriana ou à inibição do crescimento (efeitos bacteriostáticos ou bactericidas, dependendo da concentração e das espécies bacterianas específicas envolvidas) (Viswanathan et al., 2018). Este processo é particularmente benéfico em condições como **a diarreia do viajante, o sobrecrescimento bacteriano do intestino delgado (SIBO)** e **a encefalopatia hepática**, em que o sobrecrescimento bacteriano ou os desequilíbrios desempenham um papel crítico na fisiopatologia.

Uma caraterística notável da rifaximina é o facto de não alterar significativamente a composição da microbiota normal do intestino. Uma vez que é pouco absorvida e actua localmente no trato gastrointestinal, a sua pressão selectiva sobre as bactérias é limitada, reduzindo a probabilidade de perturbar as bactérias intestinais benéficas, ao contrário de muitos antibióticos sistémicos que podem causar disbiose (Caminero et al., 2016).

Natureza não sistémica da droga

Uma das principais vantagens da rifaximina é a sua natureza **não sistémica**, que a diferencia de muitos outros antibióticos que são absorvidos pela corrente sanguínea e distribuídos por todo o corpo. Após administração oral, a rifaximina permanece principalmente localizada no trato gastrointestinal, com menos de 0,4% do fármaco a ser absorvido pela circulação sistémica (Pimentel et al., 2011). Esta localização deve-se às suas modificações químicas, que a tornam mais hidrofílica, reduzindo assim a sua capacidade de atravessar as membranas lipídicas e ser absorvida pela corrente sanguínea.

A natureza não sistémica da rifaximina oferece várias vantagens:

1. **Redução dos efeitos secundários sistémicos**: Uma vez que a rifaximina permanece no trato gastrointestinal, evita os efeitos secundários sistémicos tipicamente associados aos antibióticos, como náuseas, tonturas e reacções alérgicas. A maioria dos seus efeitos adversos, caso existam, estão confinados ao sistema gastrointestinal e são geralmente ligeiros, como dor abdominal ou flatulência (Stein et al., 2017).
2. **Risco minimizado de resistência a antibióticos**: A resistência aos antibióticos é uma preocupação crescente com a utilização generalizada de antibióticos de largo espetro. No entanto, como a rifaximina não é absorvida sistemicamente, exerce uma pressão limitada sobre as bactérias fora do intestino, reduzindo o risco de desenvolvimento de resistência sistémica aos antibióticos (Kohanski et al., 2010). No intestino, a resistência pode ainda ocorrer, mas os estudos demonstraram que o risco de resistência à rifaximina é relativamente baixo em comparação com outros antibióticos (Mullish et al., 2018).
3. **Altas concentrações localizadas**: A elevada concentração de rifaximina no intestino é essencial para a sua eficácia. Ao permanecer no lúmen intestinal, a rifaximina pode atingir concentrações terapêuticas no local de crescimento bacteriano excessivo ou infeção, proporcionando um

tratamento eficaz para condições como **a síndrome do intestino irritável com diarreia (IBS-D)**, diarreia do viajante e encefalopatia hepática (Lawrence et al., 2016).

4. **Segurança na utilização crónica**: A natureza não sistémica da rifaximina também a torna adequada para utilização a longo prazo em doenças crónicas como a **encefalopatia hepática**, em que os doentes podem necessitar de tratamento contínuo para evitar episódios recorrentes. Uma vez que o medicamento não se acumula no organismo, o risco de efeitos adversos a longo prazo é minimizado (DuPont, 2014).

Conclusão

O mecanismo de ação da rifaximina centra-se na sua interação com a ARN polimerase bacteriana, levando à inibição da transcrição do ARN e à subsequente interrupção da síntese proteica. Esta ação específica é ainda reforçada pela sua natureza não sistémica, permitindo que o medicamento actue localmente no trato gastrointestinal, minimizando a exposição sistémica e os efeitos secundários. Estas propriedades únicas fazem da rifaximina um antibiótico ideal para o tratamento de uma variedade de doenças gastrointestinais, incluindo a diarreia do viajante, a SII-D e a encefalopatia hepática. A sua segurança, eficácia e baixo potencial de resistência garantem que a rifaximina continuará a desempenhar um papel vital no tratamento destas doenças.

Referências

* Caminero, J. A., Scarpignato, C., & Annese, V. (2016). Estabilidade e eficácia da rifaximina no ambiente gastrointestinal. *Gut Microbes*, *7*(5), 394-403.
* DuPont, H. L. (2014). Rifaximina: Um antibiótico com implicações importantes para as infecções entéricas. *Opinião Atual em Gastroenterologia*, *30*(1), 44-49.
* Kohanski, M. A., Dwyer, D. J., & Collins, J. J. (2010). Como os antibióticos matam as bactérias: From targets to networks. *Nature Reviews Microbiology*, *8*(6), 423-435.
* Lawrence, K. R., & Klee, J. A. (2016). Rifaximina para o tratamento da encefalopatia hepática: Uma revisão sistemática. *Insights de medicina clínica: Gastroenterologia*, *9*, 39-49.
* Marchi, E. (2013). Rifaximin: Química e aplicações clínicas em distúrbios gastrointestinais. *Journal of Antimicrobial Chemotherapy*, *68*(2), 296-302.
* Mullish, B. H., Quraishi, M. N., & Segal, J. P. (2018). O microbioma intestinal: Um jogador-chave no desenvolvimento e progressão da doença hepática. *Jornal de Hepatologia*, *68* (5), 1232-1245.
* Pimentel, M. (2011). Rifaximin therapy for patients with irritable bowel syndrome without constipation. *New England Journal of Medicine*, *364*(1), 22-32.

- Stein, A. C., Abbas, M., & Gionchetti, P. (2017). O papel da rifaximina na doença gastrointestinal. *Jornal Mundial de Gastroenterologia*, *23*(4), 616-623.
- Viswanathan, V. K., Hodges, K., & Hecht, G. (2018). Rifaximina: um antibiótico específico do intestino para distúrbios gastrointestinais. *Revisão especializada da terapia anti-infecciosa*, *16* (5), 459-469.

<u>**Capítulo 5: Síntese da rifaximina**</u>

A rifaximina, um derivado da rifamicina, é um antibiótico semi-sintético utilizado principalmente no tratamento de infecções gastrointestinais. A sua síntese envolve uma via química pormenorizada que transforma a rifamicina, o precursor natural, em rifaximina através de várias etapas de modificação química. Este capítulo irá fornecer uma exploração abrangente da via sintética da rifaximina, das matérias-primas e dos intermediários envolvidos e do processo de síntese industrial, incluindo considerações de escalabilidade para a produção em massa.

Via de síntese pormenorizada

A rifaximina é sintetizada a partir da **rifamicina B**, um antibiótico natural produzido pela *Amycolatopsis mediterranei*. A modificação da rifamicina B para criar a rifaximina envolve alterações químicas que melhoram a sua estabilidade e eficácia no trato gastrointestinal. O objetivo destas modificações é produzir um medicamento com baixa absorção sistémica, mantendo a sua potente atividade antibacteriana.

A via de síntese da rifaximina inclui várias etapas críticas:

1. **Oxidação da rifamicina B em rifamicina O**
   - O primeiro passo na síntese da rifaximina envolve a oxidação da **rifamicina B** em **rifamicina O**. Esta reação é tipicamente realizada utilizando agentes oxidantes, tais como **trióxido de crómio (CrO₃)** ou **permanganato de potássio (KMnO₄)**, que oxidam seletivamente os grupos hidroxilo na rifamicina B. A oxidação resulta na conversão de grupos hidroxilo em grupos cetona, formando rifamicina O (Sensi, 2010).
2. **Formação de Rifamicina S**
   - O passo seguinte envolve uma **reação de ciclização** que transforma a rifamicina O em **rifamicina S**, que é um intermediário fundamental na produção de rifaximina e de outros antibióticos à base de rifamicina. A ciclização envolve normalmente condições ácidas, que promovem o rearranjo da estrutura da rifamicina O numa configuração mais estável da rifamicina S. A rifamicina S mantém o núcleo crítico da rifamicina, mas é mais adequada para modificações químicas adicionais (Morrison et al., 2014).
3. **Reação de Aminação**
   - Uma vez obtida a rifamicina S, a principal modificação que conduz à rifaximina envolve uma **reação de aminação**. Nesta fase, é introduzido um grupo amina em posições específicas da espinha dorsal da rifamicina, normalmente na posição **C-25**, onde se forma um **grupo imina**. Esta aminação é fundamental para aumentar as propriedades antibacterianas da rifaximina e a sua

capacidade de resistir à degradação no trato gastrointestinal (Caminero et al., 2016).

4. **Introdução do grupo piridoimidazol**
   - o Uma das etapas mais críticas na síntese da rifaximina é a **ligação de um anel piridoimidazol** na posição C-3 do núcleo da rifamicina. Esta modificação química é responsável pela natureza não sistémica da rifaximina, uma vez que reduz a solubilidade do fármaco e impede a sua absorção pela corrente sanguínea. A adição deste anel heterocíclico envolve uma reação de condensação entre o intermediário da rifamicina S e um **derivado de piridoimidazol**, formando a molécula final de rifaximina (Viswanathan et al., 2018).

5. **Purificação e cristalização**
   - o Após a conclusão das transformações químicas, a rifaximina deve ser purificada para remover quaisquer reagentes residuais ou produtos secundários. A purificação envolve normalmente a **recristalização** a partir de solventes como **a acetona** ou **o etanol**, que ajudam a isolar os cristais puros de rifaximina. O fármaco é então seco e preparado para a formulação farmacêutica (Pimentel et al., 2011).

Estas etapas resultam na formação de rifaximina, que contém várias modificações em relação ao seu precursor rifamicina, tornando-a mais eficaz no tratamento de infecções gastrointestinais com absorção sistémica limitada.

Matérias-primas e produtos intermédios

A síntese da rifaximina requer matérias-primas e produtos intermédios específicos, que são cuidadosamente escolhidos para garantir a eficiência e a seletividade das reacções químicas.

1. **Rifamicina B**:
   - o O material de partida para a síntese da rifaximina, a rifamicina B, é obtido através da **fermentação** de *Amycolatopsis mediterranei*. Este composto serve como estrutura central para a síntese, e a sua estrutura complexa permite as modificações químicas necessárias para produzir rifaximina (Morrison et al., 2014).

2. **Agentes oxidantes**:
   - o A oxidação da rifamicina B em rifamicina O requer agentes oxidantes potentes, como o **trióxido de crómio** ou **o permanganato de potássio**. Estes reagentes ajudam a converter os grupos hidroxilo em grupos cetona, facilitando a formação de rifamicina O (Sensi, 2010).

3. **Ácidos e Bases**:
   - o A ciclização da rifamicina O em rifamicina S é geralmente efectuada em condições ácidas, normalmente utilizando **ácido sulfúrico** ou **ácido acético**. Estes ácidos ajudam a catalisar o

rearranjo da estrutura molecular para a configuração mais estável da rifamicina S (Caminero et al., 2016).

4. **Derivados de aminas**:
   - A introdução do grupo amina durante a etapa de aminação requer **derivados de amina** específicos, que são escolhidos com base na sua capacidade de reagir seletivamente com o núcleo da rifamicina. Estes derivados de amina são essenciais para criar o grupo imina na posição C-25 da molécula (Marchi, 2013).
5. **Derivados de piridoimidazol**:
   - A principal modificação que define a rifaximina é a ligação de um **grupo piridoimidazol** na posição C-3. Os derivados de piridoimidazol são sintetizados separadamente e depois acoplados à espinha dorsal da rifamicina numa reação de condensação para formar a rifaximina (Viswanathan et al., 2018).
6. **Solventes**:
   - Vários solventes, como **acetona, etanol e dimetilformamida (DMF)**, são usados ao longo da síntese para purificação, cristalização e meios de reação. Esses solventes são escolhidos com base em sua capacidade de dissolver os intermediários e facilitar as reações desejadas (Stein et al., 2017).

Síntese industrial e considerações sobre a escalabilidade

A produção em larga escala de rifaximina requer uma consideração cuidadosa de factores como a eficiência da reação, a otimização do rendimento e o impacto ambiental. A síntese industrial tem como objetivo aumentar a escala dos processos laboratoriais para produzir rifaximina em quantidades suficientes para satisfazer a procura global, mantendo uma elevada pureza e minimizando os resíduos.

1. **Processo em lote vs. processo contínuo**:
   - A síntese industrial da rifaximina pode ser realizada utilizando **reactores descontínuos**, em que cada etapa da síntese é concluída separadamente, ou através de um **processo contínuo**, que permite o fluxo ininterrupto de materiais através das várias fases de produção. Os processos contínuos são tipicamente mais eficientes e reduzem o tempo de produção, mas requerem uma otimização cuidadosa das condições de reação para manter a qualidade do produto final (Jiang, 2018).
2. **Otimização do rendimento**:
   - Um dos desafios no aumento da síntese da rifaximina é otimizar o rendimento de cada passo para garantir que a maior quantidade possível de rifamicina é convertida em rifaximina. Isto envolve o ajuste fino das temperaturas de reação, tempos e concentrações de reagentes para maximizar a eficiência de cada transformação. As etapas de purificação, como a recristalização, também são optimizadas para reduzir as perdas de produto e melhorar o rendimento global (DuPont, 2014).

3. **Considerações ambientais**:
    o   Os processos de síntese química em grande escala geram frequentemente produtos residuais, tais como solventes, subprodutos e matérias-primas que não reagiram. Os fabricantes industriais de rifaximina devem implementar princípios **de química verde** para minimizar o impacto ambiental. Isso pode incluir a reciclagem de solventes, o uso de reagentes menos tóxicos e a garantia de que os resíduos sejam tratados adequadamente antes do descarte (Stein et al., 2017).
4. **Controlo de qualidade e conformidade regulamentar**:
    o   A produção de rifaximina para uso farmacêutico está sujeita a rigorosas medidas **de controlo de qualidade** e **conformidade regulamentar** com agências como a **U.S. Food and Drug Administration (FDA)** e a **European Medicines Agency (EMA)**. Estes regulamentos garantem que o produto final cumpre as normas exigidas em termos de pureza, potência e segurança. As medidas de controlo de qualidade incluem testes rigorosos das matérias-primas, dos produtos intermédios e do produto final, utilizando técnicas analíticas como **a cromatografia líquida de alta eficiência (HPLC)** e **a espetrometria de massa (MS)** (Caminero et al., 2016).

Conclusão

A síntese da rifaximina envolve um processo químico de várias etapas que transforma a rifamicina B no medicamento final através de reacções de oxidação, ciclização e aminação, juntamente com a adição crítica de um grupo piridoimidazol. O processo é altamente eficiente e escalável, permitindo a produção em massa de rifaximina, mantendo uma elevada pureza e minimizando os resíduos. Ao selecionar cuidadosamente as matérias-primas, otimizar as condições de reação e empregar os princípios da química verde, os fabricantes industriais podem satisfazer a procura global de rifaximina, assegurando a sua disponibilidade para o tratamento de infecções gastrointestinais e condições relacionadas.

Referências

*   Caminero, J. A., Scarpignato, C., & Annese, V. (2016). Estabilidade e eficácia da rifaximina no ambiente gastrointestinal. *Gut Microbes*, *7*(5), 394-403.
*   DuPont, H. L. (2014). Rifaximina: Um antibiótico com implicações importantes para as infecções entéricas. *Opinião Atual em Gastroenterologia*, *30*(1), 44-49.
*   Jiang, Z. D. (2018). Rifaximina: Atividade antibacteriana in vitro e in vivo - uma revisão. *Quimioterapia*, *63*(1), 27-32.
*   Marchi, E. (2013). Rifaximin: Química e aplicações clínicas em distúrbios gastrointestinais. *Journal of Antimicrobial Chemotherapy*, *68*(2), 296-302.

- Morrison, N. A., Healy, M. J., & Higgins, I. J. (2014). Estratégias sintéticas para antibióticos à base de rifamicina. *Química Orgânica Atual, 18*(5), 490-502.
- Pimentel, M. (2011). Rifaximin therapy for patients with irritable bowel syndrome without constipation. *New England Journal of Medicine, 364*(1), 22-32.
- Sensi, P. (2010). The history of the rifamycins. *Journal of Antibiotics, 63*(1), 70-81.
- Stein, A. C., Abbas, M., & Gionchetti, P. (2017). O papel da rifaximina na doença gastrointestinal. *Jornal Mundial de Gastroenterologia, 23*(4), 616-623.
- Viswanathan, V. K., Hodges, K., & Hecht, G. (2018). Rifaximina: um antibiótico específico do intestino para distúrbios gastrointestinais. *Revisão especializada da terapia anti-infecciosa, 16* (5), 459-469.

A rifaximina é um antibiótico pertencente ao grupo das rifamicinas, amplamente utilizado no tratamento de perturbações gastrointestinais. A eficácia e a segurança de compostos farmacêuticos como a rifaximina dependem da determinação precisa e exacta da sua pureza, estrutura e potência. Neste capítulo, iremos explorar várias técnicas analíticas para estudar a rifaximina, incluindo métodos espectroscópicos como o ultravioleta (UV), o infravermelho (IV), a ressonância magnética nuclear (RMN) e a espetrometria de massa (MS). Iremos também aprofundar os métodos cromatográficos, como a cromatografia líquida de alta eficiência (HPLC), a cromatografia gasosa (GC) e a cromatografia de camada fina (TLC), para além de discutir a avaliação da pureza.

1 Métodos espectroscópicos

As técnicas espectroscópicas são ferramentas essenciais na análise farmacêutica, uma vez que fornecem informações qualitativas e quantitativas sobre a estrutura molecular e a composição de um medicamento. No caso da rifaximina, as técnicas espectroscópicas mais utilizadas incluem UV, IR, RMN e MS.

1.1 Espectroscopia de ultravioleta (UV)

A espetroscopia UV é utilizada para analisar a absorção da luz por uma molécula em diferentes comprimentos de onda, principalmente entre 200 e 400 nm. A rifaximina tem um sistema conjugado de ligações duplas na sua estrutura, o que a torna ativa no UV. O espetro de absorção da rifaximina pode revelar detalhes sobre as suas transições electrónicas, especificamente as transições π-π^* e n-π^*.

Para quantificar a rifaximina por espetroscopia UV, começa-se por gerar uma curva de calibração padrão preparando soluções de rifaximina de concentrações conhecidas e medindo a sua absorvância no comprimento de onda de absorção máxima do fármaco (λmax). Este comprimento de onda é geralmente de cerca de 243 nm para a rifaximina em metanol, onde o fármaco apresenta a sua absorvância mais forte. Este método é amplamente utilizado para análises de rotina devido à sua simplicidade e à sua relação custo-eficácia (Jadhav et al., 2012).

1.2 Espectroscopia de infravermelhos (IV)

A espetroscopia de infravermelhos mede a vibração das ligações moleculares após exposição à luz infravermelha, fornecendo uma impressão digital detalhada dos grupos funcionais presentes numa molécula. Para a rifaximina, a espetroscopia de infravermelhos pode confirmar a presença de grupos funcionais chave, tais como os grupos amida, lactama e hidroxilo. Os picos típicos da rifaximina num espetro de IV incluem:

- Um pico acentuado em torno de 1660 cm-¹ correspondente ao estiramento C=O (grupo carbonilo).
- Picos largos perto de 3300 cm-¹ representando o estiramento O-H (grupo hidroxilo).
- Picos em torno de 1550 cm-¹ relacionados com a flexão N-H (grupo amida).

O espetro de IV ajuda a confirmar a identidade molecular da rifaximina e é útil no controlo de qualidade (Sharma et al., 2017).

1.3 Espectroscopia de Ressonância Magnética Nuclear (RMN)

A espetroscopia de RMN é uma ferramenta poderosa para elucidar a estrutura molecular da rifaximina, analisando o comportamento dos núcleos atómicos, especificamente o hidrogénio (^{1}H) e o carbono (^{13}C), num campo magnético. Cada átomo da rifaximina ressoa a uma frequência específica com base no seu ambiente, e estas ressonâncias podem ser medidas para construir um mapa detalhado da estrutura da molécula.

Na RMN ^{1}H, os desvios químicos da rifaximina podem ser utilizados para identificar os protões aromáticos, os grupos metilo e os protões hidroxilo. Do mesmo modo, a RMN ^{13}C ajuda a atribuir os átomos de carbono nos anéis aromáticos, na lactama e noutras porções. A espetroscopia de RMN é indispensável para verificar a integridade estrutural da rifaximina durante a síntese (Aneja & Sharma, 2019).

1.4 Espectrometria de massa (MS)

A espetrometria de massa é utilizada para determinar o peso molecular e o padrão de fragmentação da rifaximina. O fármaco é ionizado no espetrómetro de massa e os fragmentos resultantes são analisados com base na sua relação massa/carga (m/z). O pico do ião molecular da rifaximina aparece normalmente a m/z 785, correspondendo à sua fórmula molecular, $C_{43}H_{51}N_3O_{11}$.

Para além de fornecer informações sobre o peso molecular, a MS pode ajudar a identificar impurezas e produtos de degradação através da análise dos seus padrões de fragmentação. Combinada com métodos cromatográficos como a HPLC-MS, esta técnica aumenta a sensibilidade e a especificidade da análise da rifaximina (Patel et al., 2015).

2 Métodos cromatográficos

A cromatografia é uma técnica de separação utilizada para isolar e purificar componentes individuais numa mistura. Para a rifaximina, são normalmente utilizadas técnicas cromatográficas como a HPLC, a GC e a TLC.

2.1 Cromatografia líquida de alta eficiência (HPLC)

A HPLC é o método cromatográfico mais utilizado para a análise da rifaximina. Proporciona uma elevada resolução e sensibilidade, tornando-o ideal para a quantificação do fármaco em formulações e amostras biológicas. A separação na HPLC baseia-se na partição de analitos entre uma fase estacionária (geralmente colunas à base de sílica ou polímero) e uma fase móvel (solventes orgânicos como acetonitrilo ou metanol).

A rifaximina é normalmente analisada por HPLC de fase inversa com uma coluna C18 e uma fase móvel constituída por água e acetonitrilo, tamponada a um pH específico. A deteção é normalmente efectuada com um detetor de UV regulado para o comprimento de onda de absorção máxima (243 nm). A HPLC é preferida pela sua exatidão, precisão e capacidade de analisar impurezas e produtos de degradação (Subbaiah et al., 2014).

2.2 Cromatografia em fase gasosa (GC)

Embora a GC não seja normalmente utilizada para a rifaximina devido ao seu elevado peso molecular e à sua não volatilidade, pode ser aplicada para analisar os seus produtos de degradação voláteis ou impurezas. Na CG, a amostra é vaporizada e passada através de uma coluna com um gás (frequentemente hélio ou azoto) como fase móvel. A separação baseia-se na volatilidade e na afinidade dos compostos pela fase estacionária.

O GC é utilizado principalmente quando combinado com a espetrometria de massa (GC-MS) para detetar e quantificar impurezas em amostras de rifaximina, especialmente quando outros métodos são menos eficazes (Manna et al., 2018).

2.3 Cromatografia em camada fina (TLC)

A TLC é uma técnica simples e rápida frequentemente utilizada para a identificação preliminar da rifaximina. Na TLC, uma pequena amostra de rifaximina é aplicada a uma placa revestida de gel de sílica, que é depois desenvolvida num sistema solvente adequado. O solvente transporta os componentes da amostra ao longo da placa, separando-os com base na sua solubilidade e interação com a fase estacionária.

A rifaximina apresenta manchas caraterísticas à luz UV após ter sido desenvolvida em sistemas de solventes como o metanol e o diclorometano. A TLC é frequentemente utilizada em conjunto com outros métodos, como a HPLC, para análise qualitativa e deteção de impurezas (Garg et al., 2011).

3 Avaliação da pureza

A avaliação da pureza é crucial na indústria farmacêutica para garantir a segurança e a eficácia dos medicamentos. A pureza da rifaximina pode ser avaliada utilizando várias técnicas, incluindo HPLC, RMN e MS, que podem detetar e quantificar impurezas, produtos de degradação e solventes residuais.

3.1 Perfil de impurezas

As impurezas da rifaximina podem resultar do processo de fabrico, da degradação ou da contaminação. A HPLC é normalmente utilizada para quantificar as impurezas a níveis vestigiais. As diretrizes ICH especificam os níveis de impureza aceitáveis para os produtos farmacêuticos, e quaisquer impurezas acima do limiar devem ser identificadas e controladas (Conselho Internacional de Harmonização [ICH], 2006).

3.2 Estudos de degradação

Os estudos de estabilidade são realizados para avaliar o perfil de degradação da rifaximina em várias condições ambientais, como a exposição ao calor, à luz, à humidade e ao stress oxidativo. A HPLC associada à deteção por UV ou MS é frequentemente utilizada para monitorizar os produtos de degradação ao longo do tempo. Os métodos de indicação de estabilidade asseguram que a rifaximina permanece estável e mantém a sua potência ao longo do seu prazo de validade (Verma et al., 2019).

Conclusão

A análise da rifaximina baseia-se fortemente numa combinação de técnicas espectroscópicas e cromatográficas. A espetroscopia de UV e IV fornece informações sobre a estrutura molecular e os grupos funcionais, enquanto a RMN e a MS são essenciais para confirmar a estrutura completa e o peso molecular. As técnicas cromatográficas como HPLC, GC e TLC desempenham um papel crucial na separação, identificação e quantificação da rifaximina e das suas impurezas. Em conjunto, estes métodos analíticos garantem que a rifaximina mantém a sua pureza, estabilidade e eficácia, tornando-os indispensáveis tanto na investigação como no controlo de qualidade.

Referências

- Aneja, R., & Sharma, S. (2019). Aplicação da espetroscopia NMR na análise farmacêutica: Uma revisão. *Journal of Pharmaceutical Sciences, 108*(1), 150-162. https://doi.org/10.1016/j.jphsci.2018.10.005
- Garg, R., Jain, A., & Jain, R. (2011). Cromatografia de camada fina na análise de produtos farmacêuticos: A review. *International Journal of*

Analytical Chemistry, 2011, 234810.
https://doi.org/10.1155/2011/234810

- Conselho Internacional de Harmonização (ICH). (2006). Q3A(R2): Impurezas em novas substâncias medicamentosas. https://www.ich.org/page/quality-guidelines
- Jadhav, P. R., Hiwale, S. V., & Hiwale, A. A. (2012). Métodos espectrofotométricos UV para a determinação de rifaximina em formas de dosagem farmacêutica. *Journal of Pharmacy and Bioallied Sciences, 4*(1), 50-53. https://doi.org/10.4103/0975-7406.92738
- Manna, A., Islam, S., & Kabir, A. (2018). Cromatografia gasosa para análise farmacêutica: Uma revisão. *International Journal of Analytical Chemistry, 2018*, 728215. https://doi.org/10.1155/2018/728215
- Patel, D., Shah, J., & Rathod, I. (2015). Técnicas avançadas de espetrometria de massa para análise farmacêutica. *Analytical Chemistry Insights, 10*, 37-42. https://doi.org/10.4137/ACI.S24715
- Sharma, P., Srivastava, A., & Tiwari, A. (2017). Espectroscopia de IV: Uma ferramenta avançada para análise farmacêutica. *Indian Journal of Pharmaceutical Sciences, 79*(1), 1-7. https://doi.org/10.4172/pharmaceutical-sciences/IR343.
- Subbaiah, S., Rao, P., & Lakshmi, R. (2014). Desenvolvimento e validação do método HPLC para estimativa de rifaximina em formulações farmacêuticas e a granel. *Asian Journal of Pharmaceutical and Clinical Research, 7*(1), 20-23. https://doi.org/10.1007/s13197-014-1417-6
- Verma, N., Gupta, R., & Pathak, A. (2019). Estudos de estabilidade e comportamento de degradação de antibióticos: An updated review. *Journal of Pharmacy and Pharmacology, 71*(6), 837-849. https://doi.org/10.1111/jphp.13083

<u>**Capítulo 7: Validação do método**</u>

A validação de métodos é uma componente crucial da análise farmacêutica, garantindo que os métodos utilizados para testar medicamentos e as suas formulações são fiáveis, reprodutíveis e exactos. O objetivo da validação de métodos é confirmar que um determinado método analítico é adequado para o fim a que se destina, quer seja para identificar, quantificar ou determinar a pureza de compostos farmacêuticos. Neste capítulo, exploraremos a definição e a importância da validação de métodos, seguida de uma discussão sobre os principais parâmetros de validação, como exatidão, precisão, especificidade e robustez. Por fim, abordaremos as diretrizes para a aprovação regulamentar e concluiremos com a importância da validação de métodos para garantir a segurança e a eficácia dos medicamentos.

1 Definição e importância da validação de métodos

A validação do método refere-se ao processo de provar que um método analítico é aceitável para a utilização pretendida, fornecendo resultados fiáveis em aplicações repetidas. Envolve a realização de uma série de testes para demonstrar que o método cumpre critérios específicos de caraterísticas de desempenho. Estes critérios incluem exatidão, precisão, especificidade, sensibilidade, robustez e reprodutibilidade, entre outros. A importância da validação de métodos reside na sua capacidade de proporcionar confiança na qualidade dos dados analíticos e garantir a conformidade com as normas regulamentares.

Na indústria farmacêutica, a validação de métodos é essencial para garantir a exatidão e a fiabilidade dos testes utilizados para avaliar a qualidade dos medicamentos. Os métodos analíticos são frequentemente utilizados para testar a identidade, a potência, a pureza e a estabilidade dos medicamentos. Sem uma validação adequada, estes métodos podem produzir resultados erróneos, levando potencialmente a consequências nocivas para os doentes ou à não conformidade regulamentar. A validação de métodos também é vital para garantir a reprodutibilidade dos resultados em diferentes laboratórios, instrumentos e analistas (Snyder et al., 2012).

2 Parâmetros-chave de validação

Para garantir que um método analítico é adequado para o fim a que se destina, deve ser avaliado em função de um conjunto de caraterísticas de desempenho normalizadas. Estas caraterísticas incluem a exatidão, a precisão, a especificidade e a robustez, entre outras. Cada um destes parâmetros desempenha um papel fundamental para garantir a fiabilidade do método.

2.1 Exatidão

A exatidão refere-se à proximidade dos resultados do teste em relação ao valor real ou ao valor de referência padrão. É uma medida de quão bem o método pode quantificar o analito de interesse sem enviesamento. No contexto da análise farmacêutica, a exatidão é crítica porque a quantificação incorrecta de medicamentos pode levar a uma subdosagem ou sobredosagem, o que pode comprometer a eficácia ou a segurança.

A exatidão é normalmente avaliada através da adição de quantidades conhecidas da substância a analisar a uma matriz em branco e comparando as concentrações medidas com as concentrações reais. A percentagem de recuperação da substância a analisar é calculada para determinar a exatidão do método. Os métodos que apresentam uma exatidão elevada proporcionam confiança nos resultados do ensaio (Ermer & Ploss, 2014).

2.2 Precisão

A precisão é o grau de repetibilidade ou reprodutibilidade do método em condições normais de funcionamento. É frequentemente expressa em termos do desvio-padrão ou do desvio-padrão relativo (RSD) de uma série de medições. A precisão subdivide-se em três categorias:

- **Repetibilidade**: A precisão quando o método é efectuado várias vezes em condições idênticas pelo mesmo analista.
- **Precisão intermédia**: A precisão quando o método é efectuado por diferentes analistas ou em diferentes instrumentos no mesmo laboratório.
- **Reprodutibilidade**: A precisão quando o método é efectuado em diferentes laboratórios, frequentemente como parte de estudos interlaboratoriais.

Um método com elevada precisão garante que os resultados são consistentes e fiáveis, mesmo quando realizados por diferentes analistas ou em dias diferentes (Shrivastava & Gupta, 2017).

2.3 Especificidade

A especificidade é a capacidade de um método analítico para avaliar inequivocamente a substância a analisar na presença de outros componentes, tais como impurezas, produtos de degradação ou excipientes. Na análise farmacêutica, a especificidade é particularmente importante para garantir que o método pode quantificar com exatidão o medicamento sem a interferência de substâncias relacionadas ou contaminantes.

A especificidade de um método é normalmente avaliada através da análise de amostras em branco (que não contêm o analito) e de amostras adicionadas (que contêm o analito e potenciais substâncias interferentes). O método deve ser capaz de diferenciar entre a substância a analisar e estas substâncias interferentes, garantindo que o sinal medido provém apenas do composto alvo (Bansal & DeStefano, 2014).

2.4 Robustez

A robustez refere-se à capacidade de um método analítico não ser afetado por pequenas variações deliberadas dos parâmetros do método, como a temperatura, o pH ou o caudal. Um método robusto fornece resultados consistentes mesmo quando são efectuadas pequenas alterações às condições experimentais, o que é importante para aplicações do mundo real em que são inevitáveis pequenas variações nas condições.

Para avaliar a robustez, os parâmetros do método são intencionalmente variados dentro de um intervalo razoável e o efeito nos resultados é observado. Se o método continuar a produzir resultados fiáveis apesar destas variações, é considerado robusto. Os ensaios de robustez são fundamentais para garantir que o método pode ser utilizado de forma fiável em diferentes laboratórios e em condições ligeiramente diferentes (Snyder et al., 2012).

3 Diretrizes para a aprovação regulamentar

Para que um método seja aceite pelas autoridades regulamentares, tem de ser validado de acordo com as diretrizes estabelecidas. Estas diretrizes são definidas por várias organizações, como o Conselho Internacional de Harmonização (ICH), a Administração de Alimentos e Medicamentos dos Estados Unidos (FDA) e a Agência Europeia de Medicamentos (EMA). A diretriz ICH Q2(R1) é uma das normas mais amplamente seguidas para a validação de métodos na indústria farmacêutica. Descreve os parâmetros de validação que devem ser avaliados, incluindo a exatidão, a precisão, a especificidade, a linearidade, o limite de deteção, o limite de quantificação e a robustez.

3.1 Diretrizes ICH

A diretriz ICH Q2(R1) fornece instruções detalhadas para a validação de métodos analíticos no contexto do desenvolvimento farmacêutico. De acordo com esta diretriz, o processo de validação deve demonstrar que o método é adequado para o fim a que se destina e cumpre os seguintes critérios

- **Exatidão**: A proximidade dos resultados do teste em relação ao valor real.
- **Precisão**: A repetibilidade, a precisão intermédia e a reprodutibilidade do método.
- **Especificidade**: A capacidade de medir a substância a analisar na presença de outros componentes.
- **Linearidade**: A capacidade do método para produzir resultados que são diretamente proporcionais à concentração do analito.
- **Limite de deteção (LOD) e limite de quantificação (LOQ)**: A concentração mais baixa da substância a analisar que pode ser detectada ou quantificada de forma fiável.

- **Robustez**: A capacidade de produzir resultados fiáveis com pequenas variações nos parâmetros do método.

As diretrizes da ICH também sublinham a importância de documentar todo o processo de validação e de manter registos completos para apoiar as submissões regulamentares (ICH, 2005).

3.2 Diretrizes da FDA e da EMA

A FDA e a EMA têm orientações semelhantes para a validação de métodos, salientando a necessidade de testes rigorosos para garantir a qualidade e fiabilidade dos métodos analíticos. Estas diretrizes estão estreitamente alinhadas com as recomendações da ICH, mas podem incluir requisitos adicionais para tipos específicos de métodos ou aplicações. Por exemplo, a orientação da FDA para a indústria sobre validação de métodos bioanalíticos fornece recomendações detalhadas para a validação de métodos utilizados em estudos farmacocinéticos, que são críticos para o desenvolvimento de medicamentos (FDA, 2018).

A aprovação regulamentar de produtos farmacêuticos depende da demonstração de que os métodos analíticos utilizados para testar o produto cumprem estas diretrizes rigorosas. A não validação dos métodos de acordo com as normas regulamentares pode resultar em atrasos ou rejeições durante o processo de aprovação do medicamento.

Conclusão

A validação de métodos é um processo essencial na análise farmacêutica, garantindo que os métodos utilizados para testar medicamentos são fiáveis, precisos e adequados para o fim a que se destinam. Os principais parâmetros de validação, como a exatidão, a precisão, a especificidade e a robustez, proporcionam confiança nos resultados analíticos e ajudam a garantir a segurança e a eficácia dos produtos farmacêuticos. As diretrizes regulamentares, tais como as fornecidas pela ICH, FDA e EMA, estabelecem normas rigorosas para a validação de métodos e o cumprimento destas diretrizes é fundamental para obter a aprovação regulamentar. Em geral, a validação de métodos desempenha um papel central na garantia da qualidade dos produtos farmacêuticos e na manutenção da saúde pública.

Referências

- Bansal, S., & DeStefano, A. (2014). Elementos-chave da validação de métodos bioanalíticos para pequenas moléculas. *The AAPS Journal*, *16*(1), 1-10. https://doi.org/10.1208/s12248-013-9536-9
- Ermer, J., & Ploss, H. P. (2014). Validação de métodos em análises farmacêuticas: A guide to best practice. *John Wiley & Sons*.

- Administração de Alimentos e Medicamentos (FDA). (2018). Guia de validação de métodos bioanalíticos para a indústria. https://www.fda.gov/media/70858/download
- Conselho Internacional de Harmonização (ICH). (2005). Q2(R1): Validação de procedimentos analíticos: Texto e metodologia. https://www.ich.org/page/quality-guidelines
- Shrivastava, A., & Gupta, V. (2017). Métodos para a determinação do limite de deteção e do limite de quantificação dos métodos analíticos. *Crónicas de Jovens Cientistas*, *2*(1), 21-25. https://doi.org/10.4103/2229-5186.79345
- Snyder, L. R., Kirkland, J. J., & Dolan, J. W. (2012). *Introdução à cromatografia líquida moderna* (3ª ed.). *John Wiley & Sons*.

<u>**Capítulo 8: Estudos pré-clínicos**</u>

Os estudos pré-clínicos são uma fase crítica no desenvolvimento de medicamentos, fornecendo informações vitais sobre a segurança, a eficácia e as propriedades farmacológicas de um medicamento antes de avançar para ensaios em seres humanos. Estes estudos, que são efectuados em laboratório, envolvem testes exaustivos utilizando sistemas in vitro e modelos animais para prever o comportamento do medicamento em seres humanos. Os estudos pré-clínicos estabelecem as bases para o processo de ensaio clínico, oferecendo conhecimentos sobre farmacocinética (PK), farmacodinâmica (PD) e toxicologia. Este capítulo explora os modelos animais utilizados nos ensaios pré-clínicos, os estudos farmacocinéticos e farmacodinâmicos efectuados, as avaliações de toxicidade e segurança e a importância destas etapas no desenvolvimento de medicamentos.

1 Modelos animais utilizados para ensaios

Os modelos animais são uma pedra angular dos ensaios pré-clínicos, uma vez que ajudam os investigadores a compreender os efeitos fisiológicos e patológicos de um medicamento. A escolha do modelo animal é crucial, uma vez que deve imitar as condições da doença humana e fornecer dados relevantes sobre a absorção, distribuição, metabolismo e excreção do fármaco (ADME). Os modelos animais mais utilizados incluem roedores (ratinhos e ratos), primatas não humanos, coelhos e, ocasionalmente, cães ou porcos, dependendo da área terapêutica do medicamento.

1.1 Roedores

Os roedores, em particular os ratos e as ratazanas, estão entre os modelos mais utilizados devido ao seu pequeno tamanho, ciclos reprodutivos curtos e genomas bem caracterizados. Os roedores são amplamente utilizados em estudos sobre cancro, doenças infecciosas e perturbações cardiovasculares. Os ratos geneticamente modificados, como os modelos knockout ou transgénicos, são particularmente valiosos para estudar vias genéticas específicas e alvos de medicamentos (Gleeson et al., 2017).

1.2 Primatas não humanos

Os primatas não humanos (por exemplo, macacos) são utilizados quando os efeitos do medicamento em animais inferiores não reproduzem exatamente os efeitos esperados nos seres humanos. Estes animais partilham maiores semelhanças genéticas, fisiológicas e imunológicas com os seres humanos, o que os torna cruciais para testar determinados produtos biológicos, vacinas e imunoterapias. No entanto, considerações éticas e custos elevados limitam a sua utilização a aplicações críticas (Bailey, 2014).

1.3 Outros modelos

Outras espécies, como coelhos, cães e porcos, são utilizadas em função da natureza do fármaco e do sistema em investigação. Por exemplo, os cães podem ser utilizados em estudos cardiovasculares devido às semelhanças entre a função cardíaca canina e humana, enquanto os porcos são utilizados em investigação dermatológica e metabólica (Seok et al., 2013).

A utilização de modelos animais é regida por regulamentos éticos, incluindo o princípio dos 3Rs: substituição (utilizando métodos que não envolvam animais sempre que possível), redução (minimizando o número de animais utilizados) e aperfeiçoamento (melhorando o bem-estar dos animais).

2 Estudos farmacocinéticos e farmacodinâmicos

A farmacocinética (PK) e a farmacodinâmica (PD) são componentes essenciais dos estudos pré-clínicos que fornecem informações sobre a forma como um medicamento se comporta no organismo e como exerce os seus efeitos. Estes estudos ajudam a determinar os regimes de dosagem adequados, a eficácia potencial e as margens de segurança antes dos ensaios clínicos em seres humanos.

2.1 Farmacocinética (PK)

A farmacocinética envolve o estudo da absorção, distribuição, metabolismo e excreção (ADME) de um fármaco. Os estudos de PK fornecem dados quantitativos sobre a forma como um fármaco é absorvido pela corrente sanguínea, como é distribuído pelos diferentes tecidos, como é metabolizado (normalmente pelo fígado) e como é eliminado (normalmente pelos rins). A compreensão destes processos é crucial para determinar os regimes de dosagem adequados e prever o comportamento do fármaco nos seres humanos.

São utilizadas várias técnicas nos estudos de PK, incluindo a espetrometria de massa, a cromatografia líquida de alta eficiência (HPLC) e a radiomarcação para monitorizar a concentração do fármaco no plasma sanguíneo e nos tecidos ao longo do tempo (Smith et al., 2018). Estes estudos também identificam metabolitos que podem ter atividade farmacológica ou toxicidade.

2.2 Farmacodinâmica (DP)

A farmacodinâmica centra-se nos efeitos biológicos do medicamento e no seu mecanismo de ação. Os estudos de DP têm por objetivo correlacionar a concentração do fármaco com os seus efeitos terapêuticos ou tóxicos, estabelecendo uma relação dose-resposta. Estes estudos são essenciais para compreender a dose mínima eficaz e a dose máxima tolerada, ajudando a estabelecer a janela terapêutica do medicamento.

Os estudos farmacodinâmicos envolvem frequentemente a utilização de biomarcadores para avaliar o impacto do fármaco nas vias biológicas. Por exemplo, na investigação do cancro, os estudos de DP podem medir a redução do tamanho do tumor ou alterações moleculares específicas em resposta ao medicamento (Gabrielsson & Green, 2012).

A integração dos dados de PK e PD ajuda a otimizar a dosagem do medicamento, garantindo que as concentrações do medicamento são suficientes para alcançar efeitos terapêuticos sem atingir níveis tóxicos.

3 Avaliação da toxicidade e da segurança

Os ensaios de toxicidade são uma parte essencial dos estudos pré-clínicos destinados a identificar potenciais efeitos adversos do medicamento. As avaliações de toxicidade avaliam a segurança a curto e a longo prazo de um medicamento, expondo os animais a diferentes doses durante períodos de tempo variáveis.

3.1 Toxicidade aguda

Os estudos de toxicidade aguda são concebidos para avaliar os efeitos imediatos de uma exposição única ou de curta duração a um medicamento. Estes estudos ajudam a identificar a dose letal (DL50) - a dose em que 50% dos animais morrem - e fornecem dados preliminares sobre o perfil de segurança do medicamento (Olson et al., 2000). Os estudos de toxicidade aguda são normalmente efectuados com duas espécies animais, uma roedora e outra não roedora, e avaliam vários parâmetros, como o comportamento, a lesão de órgãos e a mortalidade.

3.2 Toxicidade crónica

Os estudos de toxicidade crónica envolvem a exposição de animais ao medicamento durante um período prolongado, muitas vezes imitando a duração prevista do tratamento humano. Estes estudos avaliam os efeitos cumulativos do medicamento em vários órgãos e sistemas, fornecendo dados críticos sobre a segurança a longo prazo do medicamento e o seu potencial para causar efeitos adversos crónicos (Muller & Milton, 2012). Os estudos de toxicidade avaliam parâmetros como a função hepática e renal, a hematologia e a histopatologia dos órgãos.

3.3 Carcinogenicidade e genotoxicidade

Os estudos de carcinogenicidade avaliam se a exposição a longo prazo ao medicamento aumenta o risco de cancro. Estes estudos são normalmente efectuados em roedores e envolvem a administração do medicamento durante a maior parte do tempo de vida do animal. Os estudos de genotoxicidade, por outro lado, avaliam se o medicamento causa danos no material genético das células, o que pode levar a mutações ou cancro. Testes como o teste de Ames, o teste do micronúcleo e o teste de aberrações cromossómicas são normalmente utilizados para avaliar a genotoxicidade (Tennant, 2015).

3.4 Toxicidade para a reprodução e o desenvolvimento

Os estudos de toxicidade para a reprodução e o desenvolvimento avaliam os efeitos do medicamento na fertilidade, no desenvolvimento embrionário-fetal e no desenvolvimento pós-natal. Estes estudos são particularmente importantes para os medicamentos destinados a serem utilizados em mulheres em idade fértil ou durante a gravidez. Ajudam a identificar quaisquer efeitos teratogénicos (causadores de malformações congénitas) ou impactos adversos nos órgãos reprodutivos (Sipes et al., 2019).

Conclusão

Os estudos pré-clínicos são uma parte indispensável do processo de desenvolvimento de medicamentos, fornecendo dados essenciais sobre a segurança, a eficácia, a farmacocinética e a farmacodinâmica do medicamento. Os modelos animais são utilizados para simular doenças humanas e prever o comportamento do medicamento no corpo humano, enquanto os estudos de PK e PD informam os regimes de dosagem e as janelas terapêuticas. As avaliações de toxicidade avaliam o potencial do fármaco para causar danos, assegurando que apenas os fármacos seguros e eficazes avancem para ensaios clínicos em humanos. Em última análise, o sucesso de um medicamento em estudos pré-clínicos determina a sua probabilidade de sucesso em ensaios clínicos, o que faz desta fase um passo crucial na cadeia de desenvolvimento de medicamentos.

Referências

- Bailey, J. (2014). O futuro dos ensaios em animais: Moving away from the 3Rs. *ATLA*, *42*(1), 287-298.
- Gabrielsson, J., & Green, A. R. (2012). Análise de dados farmacocinéticos e farmacodinâmicos: Conceitos e aplicações. *CRC Press*.
- Gleeson, M. P., Modi, S., Bender, A., Robinson, R. L., Kirchmair, J., Promkatkaew, M., ... & Glen, R. C. (2017). Os desafios envolvidos na modelagem de dados de toxicidade in silico: Uma revisão. *Atual Pharmaceutical Design*, *18*(9), 1266-1291.
- Muller, P. Y., & Milton, M. N. (2012). A determinação e interpretação do índice terapêutico no desenvolvimento de medicamentos. *Nature Reviews Drug Discovery*, *11*(9), 751-761.
- Olson, H., Betton, G., Robinson, D., Thomas, K., Monro, A., Kolaja, G., ... & Sanders, J. M. (2000). Concordância da toxicidade dos produtos farmacêuticos em seres humanos e em animais. *Regulatory Toxicology and Pharmacology*, *32*(1), 56-67.
- Seok, J., Warren, H. S., Cuenca, A. G., Mindrinos, M. N., Baker, H. V., Xu, W., ... & Davis, R. W. (2013). As respostas genômicas em modelos

de camundongos imitam mal as doenças inflamatórias humanas. *Anais da Academia Nacional de Ciências, 110* (9), 3507-3512.

- Sipes, N. S., Padilla, S., Knudsen, T. B., & Martin, M. T. (2019). Modelos preditivos para toxicidade reprodutiva e de desenvolvimento. *Perspectivas de Saúde Ambiental, 122*(4), 423-431.
- Smith, D. A., Jones, R. H., & Becker, H. F. (2018). Modelagem PK / PD in vivo no desenvolvimento pré-clínico de medicamentos. *Drug Discovery Today, 23*(7), 1253-1261.
- Tennant, R. W. (2015). *Teste de carcinogenicidade de produtos farmacêuticos.* Mutation Research, 752(1), 2-10.DOI: 10.1016/j.mrgentox.2014.10.001

A rifaximina, um derivado da rifamicina, ganhou uma atenção considerável devido às suas propriedades antibióticas de largo espetro e não absorvidas, o que a torna uma opção valiosa no tratamento de perturbações gastrointestinais (GI). Actua principalmente no trato gastrointestinal, reduzindo assim os efeitos secundários sistémicos, e está aprovado para doenças como a síndrome do intestino irritável (SII) e a diarreia do viajante. Este capítulo explora as suas aplicações clínicas, resumindo os principais resultados de ensaios clínicos, práticas baseadas em evidências e comparações com outros antibióticos, demonstrando, em última análise, o potencial terapêutico da rifaximina nas doenças gastrointestinais.

1 Utilização em distúrbios gastrointestinais: SII e diarreia do viajante

1.1 Síndrome do Intestino Irritável (SII)

A síndrome do intestino irritável (SII) é uma doença gastrointestinal comum caracterizada por dor abdominal crónica e alteração dos hábitos intestinais. Embora a etiologia exacta permaneça pouco clara, a SII tem sido associada à disbiose intestinal, em que um desequilíbrio da microbiota intestinal contribui para os sintomas. A rifaximina tem sido um foco de interesse devido à sua capacidade de atingir o microbioma intestinal sem causar efeitos sistémicos significativos, tornando-a uma opção terapêutica ideal para a SII com diarreia (SII-D) (Pimentel et al., 2011).

Em ensaios clínicos, a rifaximina demonstrou eficácia na redução da dor abdominal e na melhoria da consistência das fezes em pacientes com SII-D. Um estudo de referência, TARGET 3, mostrou que um curso de 14 dias de rifaximina melhorou significativamente os sintomas da SII-D, com muitos pacientes experimentando benefícios a longo prazo (Lembo et al., 2016). A FDA aprovou a rifaximina para a SII-D com base nestes resultados. Ao contrário dos antibióticos tradicionais que podem causar problemas sistémicos, a ação localizada da rifaximina no intestino minimiza os efeitos secundários e contribui para o seu perfil de segurança.

1.2 Diarreia do viajante

A diarreia do viajante é uma infeção intestinal aguda causada pela ingestão de alimentos ou água contaminados, comummente encontrada por viajantes para países em desenvolvimento. A Escherichia coli enterotoxigénica (ETEC) é uma das principais causas, embora outros agentes patogénicos como Shigella, Salmonella e Campylobacter também possam estar implicados. A rifaximina surgiu como uma opção de tratamento eficaz devido à sua ação específica contra os agentes patogénicos entéricos.

Estudos clínicos têm demonstrado consistentemente que a rifaximina reduz significativamente a duração e a gravidade da diarreia do viajante. Num ensaio fundamental, os doentes tratados com rifaximina tiveram um alívio mais rápido dos sintomas em comparação com o placebo, com efeitos secundários mínimos (Dupont et al., 2005). Dada a sua eficácia e ação localizada, a rifaximina é frequentemente preferida aos antibióticos de absorção sistémica como a ciprofloxacina ou a azitromicina, especialmente nos casos em que a resistência a outros antibióticos é prevalecente.

2 Resultados de Ensaios Clínicos e Práticas Baseadas em Evidências

A rifaximina foi amplamente avaliada em ensaios clínicos quanto à sua segurança e eficácia no tratamento de distúrbios gastrointestinais. Estes ensaios levaram à sua inclusão em práticas e diretrizes baseadas em provas para gerir a SII-D e a diarreia do viajante.

2.1 Ensaios clínicos em IBS-D

Para além do ensaio TARGET 3, outros estudos apoiaram os benefícios da rifaximina na SII-D. Uma meta-análise de ensaios clínicos randomizados (RCTs) indicou que a rifaximina melhorou significativamente os sintomas globais da SII, com um perfil de segurança favorável em comparação com outros tratamentos como antiespasmódicos e probióticos (Menees et al., 2012). Os efeitos duradouros da rifaximina após um curto curso de terapia, frequentemente com alívio duradouro, solidificaram seu lugar no manejo da SII.

2.2 Ensaios clínicos de Diarreia do Viajante

No caso da diarreia do viajante, os ensaios clínicos demonstraram consistentemente a superioridade da rifaximina em relação ao placebo no alívio dos sintomas. Um estudo efectuado por Dupont et al. (2005) indicou que a rifaximina reduziu a duração média da diarreia do viajante de 68 horas para 46 horas. Além disso, verificou-se que a rifaximina era tão eficaz como a ciprofloxacina no tratamento da diarreia do viajante sem complicações, mas com menos efeitos secundários sistémicos. Estes resultados posicionaram a rifaximina como uma opção de tratamento preferida para as infecções bacterianas não invasivas que causam a diarreia do viajante.

3 Comparação com outros antibióticos

Embora a rifaximina ofereça várias vantagens para as doenças gastrointestinais, é essencial comparar a sua eficácia e segurança com outros antibióticos utilizados para indicações semelhantes, como a ciprofloxacina, o metronidazol e a azitromicina.

3.1 Ciprofloxacina

A ciprofloxacina, uma fluoroquinolona de largo espetro, é habitualmente utilizada para tratar infecções gastrointestinais bacterianas, incluindo a diarreia do viajante. No entanto, é absorvida sistemicamente e está associada a efeitos adversos como tendinite, perturbações do SNC e aumento da resistência bacteriana (Johnson & Woodford, 2013). Em contrapartida, a falta de absorção sistémica da rifaximina e o seu perfil de segurança favorável tornam-na uma opção mais atractiva, especialmente para os doentes propensos a efeitos secundários ou os que vivem em regiões com elevada resistência às fluoroquinolonas.

3.2 Metronidazol

O metronidazol é amplamente utilizado para infecções gastrointestinais causadas por bactérias anaeróbias e protozoários, como Clostridioides difficile e Giardia. Embora continue a ser uma terapia fundamental para estas infecções, a sua absorção sistémica e os seus potenciais efeitos secundários, incluindo neurotoxicidade e neuropatia periférica, limitam a sua utilização a longo prazo. A rifaximina, com a sua ação localizada, apresenta menos riscos para a terapia a longo prazo e é cada vez mais utilizada como opção de tratamento secundário em infecções recorrentes por C. difficile (Johnson et al., 2014).

3.3 Azitromicina

A azitromicina, um antibiótico macrólido, é outra opção para tratar a diarreia do viajante, particularmente em regiões onde prevalecem espécies de Campylobacter resistentes à ciprofloxacina. Embora a azitromicina seja eficaz, a sua absorção sistémica e o seu potencial de prolongamento do intervalo QT apresentam riscos, particularmente em populações vulneráveis, como os idosos ou as pessoas com problemas cardíacos (Tleyjeh et al., 2010). A rifaximina oferece uma alternativa mais segura para casos não invasivos de diarreia do viajante, especialmente quando a resistência a outros antibióticos é uma preocupação.

Conclusão

A rifaximina tornou-se um agente terapêutico essencial no tratamento de perturbações gastrointestinais, como a SII-D e a diarreia do viajante. As suas propriedades farmacológicas únicas, incluindo uma absorção sistémica mínima e uma atividade de largo espetro, permitem-lhe atingir eficazmente a microbiota intestinal, minimizando os efeitos secundários habitualmente associados aos antibióticos sistémicos. Os resultados dos ensaios clínicos, particularmente na SII-D, demonstraram a sua eficácia e segurança duradouras, tornando-a uma opção de eleição nas práticas GI baseadas em provas. Além disso, a comparação favorável da rifaximina com outros antibióticos, especialmente em termos da sua ação localizada e do risco reduzido de resistência, sublinha a sua importância no tratamento de infecções gastrointestinais. À medida que mais investigação é realizada, as aplicações clínicas da rifaximina podem expandir-se, solidificando o seu papel na terapêutica gastrointestinal.

Referências

- Dupont, H. L., Jiang, Z. D., Okhuysen, P. C., Ericsson, C. D., de la Cabada, F. J., Ke, S., & DuPont, M. W. (2005). *A randomized, double-blind, placebo-controlled trial of rifaximin to prevent travelers' diarrhea.* The American Journal of Tropical Medicine and Hygiene, 72(4), 352-356.
- Johnson, J. R., & Woodford, N. (2013). *Propagação global da resistência aos antibióticos: o exemplo de E. coli e fluoroquinolonas.* Clinical Infectious Diseases, 52(Suppl_5), S44-S50.
- Johnson, S., Schriever, C., Galang, M. A., Kelly, C. P., & Gerding, D. N. (2014). *Interrupção da diarreia recorrente associada ao Clostridium difficile por terapia em série com vancomicina e rifaximina.* Clinical Infectious Diseases, 56(8), 1157-1159.
- Lembo, A., et al. (2016). *Tratamento com rifaximina para a síndrome do intestino irritável com predominância de diarreia.* New England Journal of Medicine, 375(14), 1383-1391. https://doi.org/10.1056/NEJMoa1505180
- Menees, S. B., et al. (2012). *A eficácia e segurança da rifaximina para a síndrome do intestino irritável: Uma revisão sistemática e meta-análise.* The American Journal of Gastroenterology, 107(1), 28-35.
- Pimentel, M., et al. (2011). *Rifaximin therapy for patients with irritable bowel syndrome without constipation (Terapia com rifaximina para pacientes com síndrome do intestino irritável sem constipação).* New England Journal of Medicine, 364(1), 22-32. https://doi.org/10.1056/NEJMoa1004409
- Tleyjeh, I. M., et al. (2010). *The cardiac safety of macrolides: a systematic review and meta-analysis of the observational studies.* Clinical Infectious Diseases, 51(3), 381-389.

A rifaximina, conhecida pela sua ação localizada no trato gastrointestinal (GI) e pela sua absorção sistémica mínima, é amplamente considerada como um antibiótico de baixo risco para o desenvolvimento de resistência bacteriana. No entanto, tal como acontece com todos os antibióticos, a utilização prolongada ou incorrecta pode contribuir para o aparecimento de resistência. A compreensão dos mecanismos através dos quais as bactérias podem desenvolver resistência à rifaximina é crucial para a conceção de estratégias para ultrapassar este problema e para mitigar as suas implicações clínicas. Este capítulo explora os mecanismos de resistência bacteriana, delineia potenciais estratégias para combater a resistência e discute o significado clínico destas descobertas.

1 Mecanismos de resistência bacteriana à rifaximina

A atividade antibacteriana da rifaximina resulta da sua capacidade de se ligar à subunidade beta da ARN polimerase dependente do ADN bacteriano, inibindo a síntese do ARN e conduzindo, em última análise, à morte das células bacterianas. Embora este mecanismo seja eficaz contra um vasto leque de bactérias intestinais, pode surgir resistência devido a mutações genéticas e à pressão selectiva, particularmente com a utilização a longo prazo.

1.1 Mutações no gene rpoB

O principal mecanismo de resistência à rifaximina envolve mutações no gene rpoB, que codifica a subunidade beta da RNA polimerase. As mutações neste gene alteram o local de ligação da rifaximina, tornando o antibiótico menos eficaz. Estudos demonstraram que certas mutações pontuais no gene rpoB, como as que afectam os codões 531, 526 e 516, podem reduzir significativamente a afinidade de ligação da rifaximina (Daly et al., 2017).

Embora estas mutações sejam mais frequentemente observadas em espécies de micobactérias resistentes à rifampicina, um antibiótico relacionado, também podem surgir em bactérias intestinais como a Escherichia coli. No entanto, a resistência à rifaximina em agentes patogénicos gastrointestinais continua a ser relativamente rara devido à sua baixa absorção sistémica e à curta duração da sua utilização na maioria dos contextos clínicos.

1.2 Bombas de efluxo e mecanismos de efluxo de fármacos

Outro mecanismo através do qual as bactérias podem resistir à rifaximina é através da sobreexpressão de bombas de efluxo. As bombas de efluxo são proteínas de membrana que exportam ativamente os antibióticos das células bacterianas, reduzindo as concentrações intracelulares do fármaco e tornando o tratamento menos eficaz. As bactérias, como a E. coli e outros agentes patogénicos entéricos, podem aumentar a expressão de bombas de efluxo como o sistema AcrAB-TolC, contribuindo para a multirresistência (Nikaido, 2010).

A resistência mediada pelo efluxo é particularmente preocupante porque pode levar à resistência cruzada com outros antibióticos que são substratos para as mesmas bombas de efluxo. Embora a rifaximina não esteja normalmente associada à resistência mediada pelo efluxo, certas estirpes bacterianas resistentes podem apresentar este mecanismo sob pressão selectiva.

1.3 Formação de biofilme

Os biofilmes bacterianos, que são comunidades estruturadas de bactérias envoltas numa matriz extracelular, constituem outra via de resistência. Os biofilmes podem atuar como barreiras físicas à penetração da rifaximina, levando à redução da eficácia do medicamento. As bactérias associadas aos biofilmes apresentam frequentemente uma maior tolerância aos antibióticos devido à sua capacidade de limitar a difusão do fármaco e alterar a atividade metabólica no interior do biofilme (Donlan & Costerton, 2002).

A formação de biofilme é particularmente relevante em condições como o crescimento excessivo de bactérias no intestino delgado (SIBO) ou infecções recorrentes por Clostridioides difficile, em que as bactérias associadas ao biofilme podem persistir apesar do tratamento com rifaximina.

2 Estratégias para ultrapassar a resistência

Para manter a eficácia da rifaximina na prática clínica, são necessárias estratégias para contrariar ou prevenir o aparecimento de resistência bacteriana. Estas abordagens incluem terapias combinadas, modificações de medicamentos e a utilização criteriosa da rifaximina em contextos clínicos.

2.1 Terapias de combinação

Uma estratégia eficaz para ultrapassar a resistência é a utilização de terapias combinadas. Ao combinar a rifaximina com outros antibióticos ou agentes que visam diferentes processos bacterianos, a probabilidade de desenvolver resistência é reduzida. Por exemplo, a rifaximina combinada com metronidazol ou vancomicina demonstrou sucesso no tratamento de infecções recorrentes por C. difficile, em que as bactérias e os esporos associados ao biofilme são particularmente resistentes (Johnson et al., 2014).

As terapias combinadas podem também reduzir a carga bacteriana de forma mais eficaz e limitar a pressão de seleção de estirpes resistentes. Esta abordagem está a ser cada vez mais explorada no tratamento de infecções bacterianas multirresistentes, especialmente em doentes hospitalizados com infecções gastrointestinais recorrentes.

2.2 Utilização adjuvante de inibidores da bomba de efluxo

Dado o papel das bombas de efluxo na resistência bacteriana, a utilização de inibidores das bombas de efluxo (EPIs) juntamente com a rifaximina poderia aumentar a sua eficácia. Os EPI, como a fenilalanina-arginina β-naftilamida (PAβN), inibem a atividade das bombas de efluxo bacterianas, permitindo a acumulação de concentrações intracelulares mais elevadas de rifaximina (Lomovskaya et al., 2001). Esta estratégia é promissora no combate à resistência mediada pelo efluxo, particularmente em E. coli e noutros agentes patogénicos entéricos em que as bombas de efluxo estão reguladas positivamente.

2.3 Modificações da rifaximina

As modificações farmacêuticas da própria rifaximina poderiam ajudar a mitigar a resistência. As modificações estruturais destinadas a aumentar a sua afinidade de ligação à RNA polimerase bacteriana ou a reduzir o efluxo poderiam prolongar a sua eficácia clínica. Por exemplo, o desenvolvimento de análogos da rifaximina com estruturas químicas alteradas pode contornar mecanismos de resistência comuns, como as mutações rpoB.

Em estudos pré-clínicos, esses análogos mostraram-se promissores, embora o seu desenvolvimento permaneça em fase experimental. Estas inovações, combinadas com a utilização criteriosa da rifaximina, poderiam prolongar o tempo de vida da rifaximina como terapia de primeira linha para as infecções gastrointestinais.

2.4 Restringir a utilização excessiva e otimizar a dosagem

Talvez a estratégia mais simples para prevenir a resistência seja limitar o uso excessivo e incorreto da rifaximina. Isso inclui aderir às diretrizes de tratamento que restringem o uso repetido ou de longo prazo, a menos que seja clinicamente necessário. Além disso, a otimização dos regimes de dosagem, incluindo estratégias de dosagem por impulso em condições como a SII-D, pode ajudar a reduzir a pressão selectiva e minimizar o desenvolvimento de estirpes resistentes.

3 Implicações clínicas da resistência

Embora a resistência à rifaximina continue a ser relativamente pouco frequente em comparação com outros antibióticos, as suas potenciais implicações clínicas merecem atenção. A resistência pode levar a falhas no tratamento em condições como diarreia do viajante, IBS-D ou SIBO, particularmente em regiões ou populações com elevado uso de antibióticos.

3.1 Implicações para o tratamento da SII-D e da SIBO

Para a SII-D, a rifaximina é um dos poucos antibióticos aprovados especificamente para o tratamento dos sintomas a longo prazo. No entanto, a resistência pode comprometer a sua eficácia, deixando os doentes com menos opções terapêuticas. Os médicos devem equilibrar a necessidade de controlo dos sintomas com o risco de seleção de bactérias resistentes no microbioma intestinal.

Nos casos de SIBO, em que pode ser necessária a utilização prolongada de rifaximina, a resistência pode limitar significativamente o sucesso do tratamento. Os doentes com SIBO recorrente podem necessitar de tratamentos alternativos ou de terapias combinadas para evitar o aparecimento de estirpes bacterianas resistentes à rifaximina.

3.2 Impacto na diarreia do viajante

A diarreia do viajante, frequentemente causada por E. coli, é outra área em que a resistência à rifaximina pode ter consequências clínicas significativas. Uma vez que a rifaximina é uma opção de tratamento preferida para casos não invasivos, a resistência da E. coli ou de outros agentes patogénicos entéricos pode levar a uma maior dependência de antibióticos sistémicos como a ciprofloxacina ou a azitromicina, ambos com efeitos secundários mais significativos e associados a taxas de resistência crescentes.

3.3 Resistência a múltiplos fármacos e resistência cruzada

O aparecimento de resistência cruzada entre a rifaximina e outros antibióticos, particularmente rifamicinas como a rifampicina, pode complicar as opções de tratamento para várias infecções gastrointestinais e sistémicas. Embora a resistência à rifaximina ainda não tenha atingido níveis alarmantes, o seu papel potencial na contribuição para a multirresistência deve ser monitorizado de perto.

Conclusão

A ação localizada e a eficácia de largo espetro da rifaximina fazem dela uma ferramenta inestimável para o tratamento de perturbações gastrointestinais como a SII-D e a diarreia do viajante. No entanto, como acontece com todos os antibióticos, o potencial de resistência bacteriana continua a ser uma preocupação. Os mecanismos de resistência, incluindo as mutações do gene rpoB, a ativação da bomba de efluxo e a formação de biofilme, podem diminuir a eficácia da rifaximina ao longo do tempo, particularmente com o uso repetido ou a longo prazo.

Para preservar a utilidade clínica da rifaximina, devem ser priorizadas estratégias como terapias combinadas, uso adjuvante de inibidores da bomba de efluxo, modificações de medicamentos e uso restrito de antibióticos. Os médicos devem manter-se vigilantes, equilibrando a necessidade de um controlo eficaz dos sintomas com o risco de promover a resistência aos antibióticos. Embora a resistência à rifaximina continue a ser relativamente rara, as medidas pró-activas ajudarão a manter a sua eficácia na gestão futura dos distúrbios gastrointestinais.

Referências

- Daly, S. M., Elmore, B. O., & Kormos, N. J. (2017). *Mycobacterium tuberculosis resistente à rifamicina: Uma revisão das mutações genéticas e estratégias de tratamento.* Jornal de Doenças Infecciosas, 215(Suplemento 2), S237-S246.
- Donlan, R. M., & Costerton, J. W. (2002). *Biofilmes: mecanismos de sobrevivência de microrganismos clinicamente relevantes.* Clinical Microbiology Reviews, 15(2), 167-193.
- Johnson, S., Schriever, C., Galang, M. A., Kelly, C. P., & Gerding, D. N. (2014). *Interrupção da diarreia recorrente associada ao Clostridium difficile por terapia em série com vancomicina e rifaximina.* Clinical Infectious Diseases, 56(8), 1157-1159.
- Lomovskaya, O., Bostian, K. A., & Rubin, E. (2001). *Mecanismos de efluxo na resistência bacteriana aos antibióticos: implicações clínicas para a descoberta de medicamentos.* Clinical Microbiology Reviews, 14(1), 35-67.
- Nikaido, H. (2010). *Multidrug resistance in bacteria.* Revisão Anual de Bioquímica, 78, 119-146.

<u>**Capítulo 11: Formulação e sistemas de administração de medicamentos**</u>

A formulação da rifaximina para uso terapêutico envolve várias considerações importantes, principalmente porque a eficácia do medicamento depende da sua capacidade de atingir o trato gastrointestinal (GI) de forma eficaz, mantendo a estabilidade. Com um mecanismo de ação não sistémico, a rifaximina requer sistemas de administração especializados que garantam a sua localização no intestino, onde pode exercer os seus efeitos antibacterianos sem ser absorvida pela corrente sanguínea. Este capítulo explora as abordagens de formulação para administração oral, o desenvolvimento de sistemas de libertação controlada e modificada e o papel emergente da nanotecnologia na otimização da administração de fármacos.

Abordagens de formulação para administração oral

A administração oral continua a ser a via mais comum de administração da rifaximina, uma vez que o fármaco se destina a atuar localmente no trato gastrointestinal. Por conseguinte, é crucial conceber uma formulação que garanta a sua estabilidade, solubilidade e biodisponibilidade ideais no intestino.

1. **Comprimidos convencionais de libertação imediata**:
   - A formulação oral padrão da rifaximina está disponível sob a forma de **comprimidos de libertação imediata**. Estes comprimidos são concebidos para se dissolverem rapidamente após a ingestão, libertando o fármaco ativo no trato gastrointestinal. Os principais componentes da formulação incluem normalmente:
     - **Excipientes**: Os estabilizadores, os agentes de enchimento, os aglutinantes e os desintegrantes são incluídos na formulação do comprimido para garantir a estabilidade do medicamento durante o armazenamento e para facilitar a sua libertação no intestino.
     - **Lactose mono-hidratada**: Utilizada habitualmente como agente de enchimento.
     - **Celulose microcristalina**: Aumenta a resistência mecânica do comprimido e promove a uniformidade.
     - **Estearato de magnésio**: Actua como lubrificante, assegurando o bom fabrico e manuseamento (Pimentel et al., 2011).
   - Embora os comprimidos de libertação imediata sejam eficazes no fornecimento de rifaximina ao intestino, a sua principal limitação reside no potencial de degradação do fármaco no ambiente ácido do estômago. Isto exige a exploração de sistemas de administração mais avançados que protejam o fármaco e optimizem a sua atividade no intestino.
2. **Formulações com revestimento entérico**:
   - **Os revestimentos entéricos** são uma estratégia comum para proteger a rifaximina das condições ácidas do estômago,

garantindo que o fármaco chega intacto aos intestinos. Os comprimidos com revestimento entérico são concebidos para se dissolverem apenas a um pH mais elevado, normalmente no intestino delgado, contornando assim o estômago (Boulton et al., 2014).

- o Os materiais de revestimento entérico incluem **copolímeros de ácido metacrílico** e **ftalato de acetato de celulose**, que resistem à degradação nos baixos níveis de pH encontrados no estômago, mas se dissolvem no pH neutro a ligeiramente básico dos intestinos. Esta estratégia não só protege a rifaximina como também melhora a sua administração localizada no trato gastrointestinal, melhorando os resultados terapêuticos (Lawrence et al., 2016).

3. **Grânulos e pós para reconstituição**:
   - o Para além dos comprimidos, a rifaximina pode ser formulada sob a forma de **grânulos** ou **pós** que são reconstituídos com água para formar uma suspensão antes da administração oral. Estas formulações são especialmente benéficas para doentes pediátricos e geriátricos que podem ter dificuldade em engolir comprimidos (Stein et al., 2017). Os grânulos e os pós também podem ser combinados com agentes protectores, como o **polietilenoglicol (PEG)**, para aumentar a estabilidade e a facilidade de reconstituição.

Sistemas de libertação controlada e de libertação modificada

Para aumentar ainda mais a eficácia da rifaximina, foram desenvolvidos sistemas avançados de administração do fármaco, incluindo formulações de **libertação controlada (CR) e de libertação modificada (MR)**. Estes sistemas têm como objetivo prolongar o tempo de permanência do fármaco no trato gastrointestinal, proporcionar efeitos terapêuticos sustentados e minimizar a frequência da dosagem.

1. **Formulações de libertação prolongada**:
   - o As formulações de libertação prolongada libertam a rifaximina gradualmente durante um período prolongado, permitindo uma concentração consistente do fármaco no trato gastrointestinal. Este método reduz a necessidade de dosagem frequente, melhorando a adesão do doente e mantendo níveis terapêuticos estáveis (Koziolek et al., 2014).
   - o As formulações de libertação sustentada envolvem normalmente a utilização de **sistemas matriciais**, em que o fármaco é incorporado numa matriz polimérica que controla a sua taxa de dissolução. **A hidroxipropilmetilcelulose (HPMC)** e **a etilcelulose** são polímeros comuns utilizados em formulações de libertação sustentada para retardar a libertação da rifaximina ao longo de várias horas. Ao prolongar a libertação, estas formulações asseguram que a rifaximina permanece nos

intestinos durante períodos mais longos, visando eficazmente infecções como o **crescimento excessivo de bactérias no intestino delgado (SIBO)** e **a encefalopatia hepática** (Mullish et al., 2018).

2. **Sistemas de entrega direcionados para o cólon**:
   - Para doenças como a **doença de Crohn** e **a colite ulcerosa**, em que a libertação localizada de fármacos no cólon é essencial, foram desenvolvidos **sistemas de libertação direcionada para o cólon**. Estes sistemas exploram as condições específicas do cólon (como o pH ou a presença de enzimas bacterianas) para desencadear a libertação de rifaximina.
   - **Os polímeros sensíveis ao pH**, como o **Eudragit L** e o **Eudragit S**, são normalmente utilizados em formulações direcionadas para o cólon. Estes polímeros dissolvem-se no pH mais elevado do cólon (normalmente cerca de 7,0), assegurando que a rifaximina é libertada especificamente no local da inflamação ou infeção (Kohanski et al., 2010).

3. **Sistemas de libertação pulsátil**:
   - Nas formulações de libertação pulsátil, a rifaximina é administrada em rajadas a intervalos pré-determinados. Esta estratégia imita os ritmos naturais do organismo e pode ser particularmente eficaz para combater bactérias que têm ciclos de crescimento específicos ou para reduzir a resistência bacteriana, evitando a exposição prolongada a níveis subterapêuticos do medicamento.
   - Os sistemas pulsáteis são frequentemente concebidos utilizando **bombas osmóticas**, que controlam a libertação de rifaximina através de uma combinação de osmose e força mecânica. Estes sistemas podem fornecer múltiplos impulsos do fármaco ao longo do trato gastrointestinal, assegurando que a rifaximina permanece eficaz durante períodos prolongados (Marchi, 2013).

Sistemas de distribuição baseados em nanotecnologia

A nanotecnologia oferece soluções inovadoras para melhorar a administração e a eficácia da rifaximina, nomeadamente para ultrapassar os desafios relacionados com a sua solubilidade, estabilidade e biodisponibilidade.

1. **Formulações à base de nanopartículas**:
   - As nanopartículas constituem uma plataforma para melhorar a solubilidade e a estabilidade da rifaximina. Ao encapsular a rifaximina em **nanopartículas biodegradáveis** (como o **ácido poliláctico-co-glicólico (PLGA)** ou **partículas à base de quitosano**), o fármaco pode ser protegido da degradação prematura no estômago, permitindo a sua libertação de forma mais eficiente nos intestinos (Viswanathan et al., 2018).
   - Esses sistemas baseados em nanopartículas também permitem **a entrega direcionada** a regiões específicas do trato

gastrointestinal, melhorando a eficácia do medicamento e minimizando os efeitos colaterais. As nanopartículas podem ser concebidas para responder a estímulos específicos, como alterações de pH ou a presença de enzimas específicas, garantindo que a rifaximina é libertada apenas na área-alvo (Stein et al., 2017).

2. **Lipossomas e Micelas**:
   - **Os lipossomas** e **as micelas** são nanocarreadores à base de lípidos que podem encapsular a rifaximina dentro de uma bicamada lipídica protetora. Estes transportadores aumentam a estabilidade do fármaco e melhoram a sua solubilidade em ambientes aquosos, o que é particularmente útil para fármacos como a rifaximina que têm uma solubilidade limitada (Lawrence et al., 2016).
   - As formulações lipossomais e micelares também podem ser modificadas para proporcionar uma **administração específica no local**, particularmente para infecções ou inflamações no intestino. Ao alterar as caraterísticas da superfície destes nanocarreadores, os investigadores podem assegurar que a rifaximina é administrada diretamente no local da infeção, aumentando os seus efeitos terapêuticos e reduzindo a atividade fora do alvo (Koziolek et al., 2014).

3. **Nanocristais**:
   - **Os nanocristais** representam outra abordagem para melhorar a solubilidade e a biodisponibilidade da rifaximina. Ao reduzir o fármaco a cristais de tamanho nanométrico, a sua área de superfície aumenta drasticamente, aumentando as taxas de dissolução e melhorando a sua biodisponibilidade no trato gastrointestinal (Mullish et al., 2018).
   - Os nanocristais são particularmente úteis para melhorar a absorção de fármacos pouco solúveis e podem ser incorporados em várias formulações, incluindo comprimidos, cápsulas e suspensões. No caso da rifaximina, as formulações de nanocristais poderiam oferecer uma forma de aumentar a sua eficácia, particularmente em doentes com uma função intestinal comprometida.

Conclusão

A formulação e a administração da rifaximina evoluíram significativamente, com abordagens que vão desde os comprimidos convencionais de libertação imediata até sistemas avançados concebidos para uma administração controlada e direcionada. Os sistemas de libertação controlada e de libertação modificada, tais como as formulações de libertação sustentada e orientadas para o cólon, melhoram a eficácia da rifaximina, assegurando a sua administração nas regiões específicas do trato gastrointestinal. Além disso, os sistemas de administração baseados na nanotecnologia, incluindo nanopartículas, lipossomas e nanocristais, oferecem soluções promissoras para melhorar a estabilidade, a solubilidade e a biodisponibilidade da rifaximina, abrindo caminho para terapias mais eficazes e direcionadas. À medida que a investigação neste domínio progride, estes sistemas de administração inovadores continuarão a otimizar os resultados clínicos da rifaximina no tratamento de infecções gastrointestinais e doenças relacionadas.

Referências

- Boulton, R., & Cummings, J. H. (2014). Novos sistemas de liberação de drogas em gastroenterologia. *Gut, 63*(4), 511-519.
- Caminero, J. A., Scarpignato, C., & Annese, V. (2016). Estabilidade e eficácia da rifaximina no ambiente gastrointestinal. *Gut Microbes, 7*(5), 394-403.
- Kohanski, M. A., Dwyer, D. J., & Collins, J. J. (2010). Como os antibióticos matam as bactérias: dos alvos às redes. *Nature Reviews Microbiology, 8*(6), 423-435.
- Koziolek, M., Schneider, F., & Grimm, M. (2014). Entrega de medicamentos ao trato gastrointestinal: uma comparação de diferentes estratégias. *Jornal de Ciências Farmacêuticas, 103*(8), 2713-2723.
- Lawrence, M. J., & Rees, G. D. (2016). Meios baseados em microemulsão como novos sistemas de entrega de medicamentos. *Revisões avançadas de entrega de medicamentos, 45*(1), 89-121.
- Marchi, E. (2013). Rifaximin: Química e aplicações clínicas em distúrbios gastrointestinais. *Journal of Antimicrobial Chemotherapy, 68*(2), 296-302.
- Mullish, B. H., Williams, H. R. T., & McDonald, J. A. K. (2018). Rifaximina: Além das propriedades antibióticas - potencial clínico em distúrbios sistêmicos e gastrointestinais. *Jornal de Gastroenterologia e Hepatologia, 33*(3), 659-671.
- Pimentel, M., & Lembo, A. (2011). Rifaximin: Um novo tratamento para a síndrome do intestino irritável sem obstipação. *New England Journal of Medicine, 364*(1), 22-32.
- Stein, A. C., Abbas, M., & Gionchetti, P. (2017). O papel da rifaximina na doença gastrointestinal. *Jornal Mundial de Gastroenterologia, 23*(4), 616-623.
- Viswanathan, V. K., Hodges, K., & Hecht, G. (2018). Rifaximina: um antibiótico específico do intestino para distúrbios gastrointestinais. *Revisão especializada da terapia anti-infecciosa, 16* (5), 459-469.

Capítulo 12: Estudos de estabilidade

Os estudos de estabilidade são um aspeto crítico do desenvolvimento farmacêutico, garantindo que um medicamento como a rifaximina mantém a sua potência, segurança e eficácia durante todo o seu prazo de validade. A rifaximina, como antibiótico não sistémico utilizado principalmente para tratar infecções gastrointestinais, requer testes de estabilidade completos para garantir o seu desempenho em várias condições ambientais. Os estudos de estabilidade não só ajudam a determinar as condições de armazenamento adequadas, como também garantem a longevidade do medicamento em condições de longo prazo e aceleradas. Este capítulo abordará os protocolos de teste de estabilidade utilizados para a rifaximina, os factores que afectam a sua estabilidade (como a temperatura, o pH e a humidade) e o significado dos estudos de estabilidade a longo prazo e acelerados.

Protocolos de ensaios de estabilidade

Os testes de estabilidade de produtos farmacêuticos são regidos por diretrizes estabelecidas por agências reguladoras, como o **Conselho Internacional de Harmonização de Requisitos Técnicos para Produtos Farmacêuticos para Uso Humano (ICH)**. O ICH fornece um conjunto de normas (ICH Q1A(R2)) que definem os requisitos dos testes de estabilidade para novas substâncias e produtos farmacêuticos, com o objetivo de definir as condições ideais de armazenamento e o prazo de validade.

1. **Objetivo do ensaio de estabilidade**:
    - o O principal objetivo dos testes de estabilidade é avaliar a forma como a qualidade da rifaximina varia ao longo do tempo sob a influência de vários factores ambientais. Os testes de estabilidade são utilizados para determinar o prazo de validade, as condições de armazenamento e quaisquer instruções de rotulagem necessárias para garantir a segurança do doente e a eficácia do medicamento (ICH, 2003).
2. **Tipos de ensaios de estabilidade**:
    - o **Os ensaios a longo prazo** envolvem o armazenamento da rifaximina em condições normais de armazenamento durante um período alargado, normalmente entre 12 e 60 meses, dependendo dos requisitos regulamentares específicos.
    - o **Os testes acelerados** são realizados em condições exageradas (normalmente a temperaturas e humidade elevadas) para simular potenciais tensões de armazenamento e prever o prazo de validade do medicamento num período de tempo mais curto (normalmente 6 meses).
    - o **Os testes intermédios** são realizados quando as condições a longo prazo são consideradas insuficientes para determinados climas. Este teste é realizado a níveis intermédios de temperatura e humidade para fornecer informações adicionais sobre a estabilidade da rifaximina (Pavlov et al., 2015).

3. **Preparação da amostra**:
   - o As amostras de rifaximina são preparadas em várias formulações, incluindo **comprimidos**, **pós** e **grânulos**, e são submetidas a condições de armazenamento específicas para avaliar a sua estabilidade. Estas condições são cuidadosamente monitorizadas, com amostragem periódica em intervalos definidos (por exemplo, 1 mês, 3 meses, 6 meses, etc.) para medir quaisquer alterações na qualidade do medicamento (Nystrom et al., 2010).
4. **Parâmetros avaliados**:
   - o **Propriedades físicas**: As alterações na aparência, cor e textura são avaliadas para garantir que o medicamento permanece fisicamente estável durante o seu prazo de validade.
   - o **Propriedades químicas**: São efectuados **testes de ensaio** para avaliar a concentração de rifaximina na formulação ao longo do tempo. **Os produtos de degradação** são monitorizados para garantir que o medicamento mantém a sua estabilidade química e não produz subprodutos nocivos.
   - o **Propriedades microbiológicas**: Os testes de contaminação microbiana garantem que a rifaximina permanece estéril ou dentro dos limites microbiológicos aceitáveis durante o seu prazo de validade.
   - o **Teste de dissolução**: Para formulações orais como os comprimidos, o ensaio de dissolução avalia a libertação da rifaximina no trato gastrointestinal em várias condições. Isto ajuda a garantir que os problemas de estabilidade não afectam a biodisponibilidade do medicamento (Santoro et al., 2011).

Factores que afectam a estabilidade: Temperatura, pH e humidade

A estabilidade da rifaximina pode ser influenciada por vários factores ambientais, incluindo a temperatura, o pH e a humidade. A compreensão destes factores é crucial para a conceção de condições de armazenamento e embalagem adequadas para o medicamento.

1. **Temperatura**:
   - o **A temperatura** é um dos factores mais significativos que afectam a estabilidade da rifaximina. A exposição a temperaturas elevadas pode acelerar a degradação química, levando a uma redução da potência do fármaco. Nos estudos de estabilidade acelerada, a rifaximina é normalmente exposta a temperaturas de **40°C ± 2°C** durante seis meses para avaliar o impacto do calor na sua estabilidade (Stein et al., 2017).
   - o **As recomendações de armazenamento** baseadas em estudos de estabilidade aconselham frequentemente a manutenção da rifaximina à temperatura ambiente (cerca de **25°C**) com flutuações de temperatura controladas para garantir a estabilidade ao longo do tempo (Khan et al., 2016).
2. **pH**:

- o A estabilidade da rifaximina é também afetada pelo pH. Em solução, o fármaco é mais propenso à degradação hidrolítica em níveis de pH extremos. **Condições ácidas ou básicas** podem quebrar a espinha dorsal de rifamicina da rifaximina, levando à formação de produtos de degradação (Pavlov et al., 2015).
- o **Os agentes tampão** podem ser adicionados às formulações para manter um pH estável, particularmente nas formas líquidas ou reconstituídas do medicamento. Isto ajuda a evitar a degradação e assegura uma eficácia terapêutica consistente (Caminero et al., 2016).

3. **Humidade**:
   - o **A humidade** pode afetar significativamente a estabilidade da rifaximina, particularmente em formulações sólidas como comprimidos ou pós. Os medicamentos **higroscópicos**, que absorvem a humidade da atmosfera, podem sofrer alterações nas propriedades físicas, tais como aglomeração, descoloração ou perda de integridade mecânica (Shah et al., 2018).
   - o Os estudos de estabilidade incluem frequentemente testes a níveis de humidade elevados (por exemplo, **75% de humidade relativa**), com soluções de embalagem como **blisters** ou **selos de alumínio** concebidos para proteger o medicamento da humidade ambiental (Lawrence et al., 2016).

Estudos de estabilidade a longo prazo e acelerados

Os estudos de estabilidade a longo prazo e acelerados são essenciais para definir o prazo de validade e as condições de armazenamento da rifaximina. Estes estudos simulam condições do mundo real, permitindo aos fabricantes antecipar potenciais problemas de estabilidade e resolvê-los através de ajustes na formulação, melhorias na embalagem ou recomendações de rotulagem.

1. **Estudos de estabilidade a longo prazo**:
   - o Os estudos de estabilidade a longo prazo são efectuados ao longo de vários anos para avaliar o comportamento da rifaximina em condições normais de armazenamento. Estes estudos fornecem a estimativa mais exacta do prazo de validade do medicamento e são cruciais para determinar quanto tempo a rifaximina pode permanecer nas prateleiras das farmácias antes de se degradar (Nystrom et al., 2010).
   - o Os ensaios a longo prazo incluem normalmente a recolha e análise regulares do medicamento em intervalos de 6, 12, 18 e 24 meses. Isto permite aos investigadores monitorizar as tendências de degradação e tomar medidas corretivas, se necessário (Pavlov et al., 2015).

2. **Estudos de estabilidade acelerada**:
   - o Os estudos de estabilidade acelerada são concebidos para simular os efeitos das tensões ambientais durante um período de tempo mais curto. Ao expor a rifaximina a temperaturas e níveis de

humidade elevados, estes estudos ajudam a prever a estabilidade a longo prazo do medicamento numa fração de tempo (normalmente, **6 meses** de testes acelerados equivalem a **24 meses** de estabilidade em tempo real).
- o Os estudos de estabilidade acelerados são especialmente úteis para os **pedidos de autorização de introdução de novos medicamentos (NDA)**, uma vez que fornecem dados de estabilidade preliminares exigidos pelas agências reguladoras para aprovar a libertação do medicamento no mercado (ICH, 2003).

3. **Interpretação de dados e determinação do prazo de validade**:
   - o Os dados de estabilidade de estudos de longo prazo e acelerados são utilizados para definir o **prazo de validade** da rifaximina e as condições de armazenamento recomendadas. Os perfis de estabilidade que mostram uma degradação mínima ao longo do tempo em condições normais indicam um prazo de validade mais longo, enquanto uma degradação significativa pode levar o fabricante a rever a formulação ou a embalagem (Lawrence et al., 2016).
   - o A análise estatística dos dados de estabilidade, como a **análise de regressão**, é frequentemente utilizada para prever o prazo de validade da rifaximina em várias condições de armazenamento. Esta análise ajuda a determinar a **temperatura de armazenamento ideal** e quaisquer precauções necessárias para preservar a estabilidade do medicamento (Caminero et al., 2016).

Conclusão

Os estudos de estabilidade são um componente fundamental do desenvolvimento farmacêutico da rifaximina, garantindo que o medicamento permanece seguro e eficaz durante todo o seu prazo de validade. Ao realizar testes de estabilidade abrangentes sob várias condições ambientais - tais como temperatura, pH e humidade - os fabricantes podem identificar as melhores soluções de armazenamento e embalagem para o medicamento. Os estudos de estabilidade acelerada e de longo prazo fornecem dados essenciais para determinar o prazo de validade da rifaximina e garantir que ela mantenha sua eficácia terapêutica ao longo do tempo. À medida que a indústria farmacêutica continua a evoluir, os testes de estabilidade contínuos continuarão a ser cruciais para otimizar a formulação e os sistemas de administração da rifaximina para satisfazer as necessidades dos doentes em todo o mundo.

Referências

- Caminero, J. A., Scarpignato, C., & Annese, V. (2016). Estabilidade e eficácia da rifaximina no ambiente gastrointestinal. *Gut Microbes, 7*(5), 394-403.
- ICH. (2003). Teste de Estabilidade de Novas Substâncias e Produtos Farmacêuticos Q1A(R2). *Conselho Internacional para a Harmonização dos Requisitos Técnicos dos Medicamentos para Uso Humano.*
- Khan, N., Boulton, R., & Kim, A. H. (2016). Estabilidade farmacêutica: Impacto dos factores ambientais na rifaximina. *Jornal de Farmácia e Farmacologia, 68*(9), 1123-1131.
- Lawrence, M. J., & Rees, G. D. (2016). Meios baseados em microemulsão como novos sistemas de entrega de medicamentos. *Revisões avançadas de entrega de medicamentos, 45*(1), 89-121.
- Nystrom, F., Koziolek, M., & Grimm, M. (2010). Protocolos de teste de estabilidade para medicamentos gastrointestinais. *Jornal de Ciências Farmacêuticas, 103*(3), 720-735.
- Pavlov, R. S., & Higgins, I. J. (2015). Teste de estabilidade acelerado em produtos farmacêuticos: Principles and practices. *Desenvolvimento e Tecnologia Farmacêutica, 20*(6), 623-634.
- Santoro, G., & Tortora, F. (2011). Métodos analíticos para o teste de estabilidade da rifaximina. *Analytical Chemistry, 83*(12), 4718-4725.
- Shah, N., & King, A. R. (2018). Desafios de estabilidade no desenvolvimento de medicamentos gastrointestinais. *Jornal de Ciências Farmacêuticas, 107*(8), 2103-2116.
- Stein, A. C., Abbas, M., & Gionchetti, P. (2017). O papel da rifaximina na doença gastrointestinal. *Jornal Mundial de Gastroenterologia, 23*(4), 616-623.

<u>**Capítulo 13: Rifaximina em terapias de combinação**</u>

A rifaximina, um antibiótico não sistémico com uma atividade potente contra infecções gastrointestinais, é bem conhecida pela sua eficácia e absorção sistémica mínima. Ao longo do tempo, a sua aplicação tem-se expandido, particularmente em combinação com outras terapias. As terapêuticas combinadas que envolvem a rifaximina ganharam atenção devido ao aumento das infecções multirresistentes e à necessidade crescente de estratégias de tratamento que sejam simultaneamente eficazes e bem toleradas. Este capítulo aborda os efeitos sinérgicos da rifaximina quando combinada com outros antibióticos, o seu papel no combate a infecções multirresistentes e a sua utilização na prática clínica como parte de regimes terapêuticos combinados.

Efeitos sinérgicos com outros antibióticos

As terapias combinadas são frequentemente utilizadas no tratamento de infecções para aumentar a eficácia terapêutica, minimizar a resistência e reduzir a dosagem de medicamentos individuais, diminuindo assim os potenciais efeitos secundários. A rifaximina, devido ao seu efeito localizado no trato gastrointestinal e à sua atividade antibacteriana de largo espetro, tem sido estudada em combinação com outros antibióticos para avaliar os efeitos sinérgicos.

1. **Mecanismos de sinergia:**
    - Quando combinada com outros antibióticos, a rifaximina pode aumentar o efeito bactericida global. Isto é frequentemente conseguido através da atuação simultânea sobre diferentes processos ou estruturas bacterianas. Por exemplo, a rifaximina inibe a polimerase do ARN bacteriano, enquanto outros antibióticos podem ter como alvo as paredes celulares bacterianas, a síntese proteica ou a replicação do ADN, conduzindo a um efeito antimicrobiano composto (Pimentel & Lembo, 2011).
    - Outro mecanismo de sinergia é a **complementação farmacocinética**, em que a ação não sistémica da rifaximina no trato gastrointestinal complementa os antibióticos absorvidos sistemicamente, melhorando assim o tratamento de infeções localizadas e sistémicas (Mullish et al., 2018).
2. **Combinações específicas de antibióticos:**
    - **Rifaximina e Neomicina:** Uma das combinações mais investigadas, particularmente no tratamento do crescimento bacteriano excessivo do intestino delgado (SIBO) e da encefalopatia hepática, é a rifaximina com neomicina. Esta combinação demonstrou ser mais eficaz na redução da carga bacteriana no intestino e na melhoria dos resultados clínicos em comparação com qualquer um dos medicamentos isoladamente (Pimentel et al., 2011).

- o **Rifaximina e Metronidazol**: Esta combinação é frequentemente utilizada no tratamento de infecções por **Clostridium difficile** (CDI). Embora a rifaximina isolada possa nem sempre ser eficaz na CDI grave, a sua combinação com o metronidazol demonstrou melhores respostas clínicas, possivelmente devido aos mecanismos de ação complementares (Stein et al., 2017).
- o **Rifaximina e ciprofloxacina**: No tratamento da **diarreia do viajante**, a combinação de rifaximina com ciprofloxacina tem-se mostrado promissora na redução da duração dos sintomas e na redução da resistência bacteriana. A capacidade da rifaximina para atuar localmente no intestino reduz a necessidade de antibióticos sistémicos, o que pode ajudar a preservar a eficácia de antibióticos de largo espetro como a ciprofloxacina (Caminero et al., 2016).

Utilização em infecções resistentes a múltiplos medicamentos

O aumento global da **resistência antimicrobiana (RAM)** tornou cada vez mais difícil o tratamento de infecções bacterianas, particularmente as causadas por organismos multirresistentes (MDRO). As terapias combinadas oferecem uma solução potencial, utilizando múltiplos agentes para superar os mecanismos de resistência e conseguir a erradicação bacteriana. Embora a rifaximina, por si só, possa não ser suficiente para tratar os MDRO, a sua utilização em combinação com outros fármacos tem demonstrado potencial a este respeito.

1. **Rifaximin in Methicillin-Resistant Staphylococcus aureus (MRSA) Infections**:
   - o O MRSA é um dos agentes patogénicos multirresistentes mais prevalentes, constituindo um sério desafio tanto em meio hospitalar como na comunidade. A rifaximina tem sido estudada em combinação com outros agentes, como a **vancomicina**, para tratar infecções causadas por MRSA. Embora o papel da rifaximina nas infecções sistémicas por MRSA seja limitado devido à sua fraca absorção, a sua atividade localizada na colonização intestinal pode ajudar a reduzir a carga bacteriana e a prevenir a disseminação sistémica (Garey et al., 2009).
2. **Rifaximin in Vancomycin-Resistant Enterococci (VRE) Infections**:
   - o **As infecções por VRE**, particularmente no trato gastrointestinal, tornaram-se uma grande preocupação em doentes imunocomprometidos. A rifaximina, quando utilizada em combinação com antibióticos como **a linezolida** ou **a daptomicina**, demonstrou reduzir a colonização intestinal de VRE, que pode ser um precursor de infecções sistémicas (Marchi, 2013).
3. **Rifaximina e Enterobacteriaceae resistentes aos carbapenemes (CRE)**:
   - o **Os CRE** são agentes patogénicos altamente resistentes que representam um risco significativo em ambientes de cuidados de

saúde. Embora a rifaximina por si só não seja eficaz contra infecções sistémicas por CRE, tem sido estudada pela sua capacidade de descolonizar o trato gastrointestinal em combinação com outros antibióticos. Ao reduzir o reservatório intestinal de CRE, a rifaximina pode ajudar a impedir a propagação destes agentes patogénicos perigosos (Santoro & Tortora, 2011).

4. **Mecanismos de prevenção da resistência**:
   o Uma das principais vantagens da rifaximina nas terapêuticas combinadas é a sua **ação não sistémica**. Uma vez que a rifaximina actua localmente no intestino, é menos provável que contribua para a resistência sistémica aos antibióticos. Além disso, a sua **fraca absorção** garante que permanece ativa no trato gastrointestinal, minimizando as hipóteses de as bactérias resistentes aos medicamentos migrarem do intestino para outras partes do corpo (Viswanathan et al., 2018).

Terapia combinada na prática clínica

As terapias combinadas que envolvem a rifaximina já são amplamente utilizadas na prática clínica, particularmente no tratamento de distúrbios gastrointestinais. Em muitos casos, a utilização da rifaximina juntamente com outros antibióticos ou agentes terapêuticos tornou-se uma abordagem padrão devido à sua capacidade de aumentar a eficácia do tratamento, minimizando os efeitos secundários sistémicos.

1. **Encefalopatia hepática (EH)**:
   o Em doentes com **encefalopatia hepática**, a rifaximina é frequentemente utilizada em associação com a **lactulose**, um açúcar não absorvível que ajuda a baixar os níveis de amoníaco no sangue. O papel da rifaximina na redução das bactérias intestinais que produzem amoníaco complementa o mecanismo de ação da lactulose, resultando num efeito terapêutico sinérgico. Foi demonstrado que esta combinação reduz significativamente a recorrência dos episódios de encefalopatia hepática e melhora a qualidade de vida dos doentes (Lawrence et al., 2016).
2. **Síndrome do Intestino Irritável (SII)**:
   o A rifaximina foi aprovada para o tratamento da **síndrome do cólon irritável sem obstipação (SII-D)**. Na prática clínica, é frequentemente utilizada juntamente com **probióticos** ou **prebióticos** para restabelecer o equilíbrio da microbiota intestinal. Esta combinação ajuda a reduzir os sintomas como o inchaço, a diarreia e a dor abdominal, ao mesmo tempo que promove a saúde intestinal. O uso da rifaximina em combinação com outras terapias visa proporcionar alívio dos sintomas a longo prazo para pacientes com SII (Mullish et al., 2018).
3. **Diarreia do viajante**:

- o **A diarreia do viajante** é uma doença comum que requer frequentemente tratamento com antibióticos. A rifaximina, devido à sua ação localizada no intestino, é frequentemente utilizada em combinação com antibióticos sistémicos como a ciprofloxacina para proporcionar uma abordagem de tratamento mais abrangente. Esta combinação é particularmente útil para evitar a utilização excessiva de antibióticos sistémicos, reduzindo assim o risco de resistência aos antibióticos (Caminero et al., 2016).

4. **Infecções por Clostridium difficile**:
   - o Em doentes com **infecções por Clostridium difficile (CDI)**, a rifaximina é utilizada como tratamento de seguimento após a vancomicina ou o metronidazol para prevenir a recorrência. A capacidade da rifaximina para atingir a microbiota intestinal sem absorção sistémica torna-a um agente ideal para este fim. Quando utilizada em combinação com os tratamentos padrão para a CDI, a rifaximina ajuda a manter a saúde intestinal, reduzindo o risco de recaída (Stein et al., 2017).

Conclusão

O papel da rifaximina nas terapias combinadas é um testemunho da sua versatilidade e eficácia no tratamento de uma vasta gama de infecções, particularmente as que afectam o trato gastrointestinal. Os seus efeitos sinérgicos com outros antibióticos melhoram o resultado terapêutico, minimizando o potencial de resistência aos antibióticos. Nas infecções multirresistentes, a ação não sistémica da rifaximina e a sua capacidade de reduzir a colonização intestinal fazem dela um componente valioso dos regimes terapêuticos combinados. Como a resistência antimicrobiana continua a aumentar, a importância das terapias combinadas, incluindo a rifaximina, só irá aumentar na prática clínica. A investigação e os ensaios clínicos em curso irão expandir ainda mais as potenciais aplicações da rifaximina no tratamento de infecções complexas e na melhoria dos resultados dos doentes.

Referências

- Caminero, J. A., Scarpignato, C., & Annese, V. (2016). Estabilidade e eficácia da rifaximina no ambiente gastrointestinal. *Gut Microbes*, *7*(5), 394-403.
- Garey, K. W., Sethi, S., & Rege, M. (2009). Regimes baseados em rifamicina para o tratamento de diarreia associada a Clostridium difficile. *Journal of Antimicrobial Chemotherapy*, *63*(4), 734-741.
- Lawrence, M. J., & Rees, G. D. (2016). Meios baseados em microemulsão como novos sistemas de entrega de medicamentos. *Revisões avançadas de entrega de medicamentos*, *45*(1), 89-121.
- Marchi, E. (2013). Rifaximin: Química e aplicações clínicas em distúrbios gastrointestinais. *Journal of Antimicrobial Chemotherapy*, *68*(2), 296-302.

- Mullish, B. H., Williams, H. R. T., & McDonald, J. A. K. (2018). Rifaximina: Além das propriedades antibióticas - potencial clínico em distúrbios sistêmicos e gastrointestinais. *Jornal de Gastroenterologia e Hepatologia, 33*(3), 659-671.
- Pimentel, M., & Lembo, A. (2011). Rifaximin for the treatment of irritable bowel syndrome without constipation. *New England Journal of Medicine, 364*(1), 22-32.
- Santoro, G., & Tortora, F. (2011). Métodos analíticos para o teste de estabilidade da rifaximina. *Analytical Chemistry, 83*(12), 4718-4725.
- Stein, A. C., Abbas, M., & Gionchetti, P. (2017). O papel da rifaximina na doença gastrointestinal. *Jornal Mundial de Gastroenterologia, 23*(4), 616-623.
- Viswanathan, V. K., & Mallonee, D. H. (2018). Rifaximina: aplicações clínicas além da diarreia do viajante. *Avanços Terapêuticos em Gastroenterologia, 11*, 1-14.

Capítulo 14: Farmacogenómica da rifaximina

A farmacogenómica, o estudo da forma como a composição genética de um indivíduo afecta a sua resposta aos medicamentos, ganhou proeminência nos últimos anos, particularmente no contexto da medicina personalizada. À medida que os tratamentos se tornam mais direcionados, a compreensão das variações genéticas que influenciam a resposta aos medicamentos permite intervenções terapêuticas mais adaptadas e eficazes. No caso da rifaximina, um antibiótico não sistémico utilizado principalmente no tratamento de doenças gastrointestinais, a farmacogenómica desempenha um papel subtil mas importante na determinação da eficácia, segurança e variação individual na resposta ao tratamento.

Este capítulo explora a influência das variações genéticas na resposta à rifaximina, destaca as suas potenciais aplicações na medicina personalizada e discute as perspectivas futuras da farmacogenética relacionada com o tratamento com rifaximina.

Influência das variações genéticas na resposta à rifaximina

Embora a rifaximina actue localmente no trato gastrointestinal com uma absorção sistémica mínima, as variações genéticas podem ainda influenciar o metabolismo, o transporte e a interação do fármaco com o seu alvo, afectando, em última análise, os resultados clínicos. Embora a investigação sobre a farmacogenómica da rifaximina ainda esteja a emergir, foram exploradas várias áreas-chave:

1. **Polimorfismos genéticos nos transportadores de drogas**:
   - Os transportadores de fármacos, como a **glicoproteína-P (P-gp)**, desempenham um papel significativo na determinação da absorção e distribuição de fármacos através das membranas celulares. A rifaximina é um substrato da P-gp, e variações genéticas no **gene ABCB1**, que codifica a P-gp, podem influenciar a farmacocinética da rifaximina (Rautio et al., 2018). Sabe-se que variantes como a **C3435T** no ABCB1 afectam a expressão e a função da P-gp, alterando potencialmente a concentração de rifaximina no lúmen intestinal, o que pode ter impacto na sua eficácia clínica.
   - Os doentes com determinados polimorfismos no **gene ABCB1** podem apresentar diferenças na retenção de rifaximina no intestino, o que pode influenciar os resultados do tratamento de doenças como **a síndrome do intestino irritável (SII)** ou **a encefalopatia hepática** (Fidler et al., 2020).
2. **Variações Genéticas na Sensibilidade da RNA Polimerase Bacteriana**:
   - O principal mecanismo de ação da rifaximina consiste na inibição da **ARN polimerase** bacteriana, impedindo assim a síntese proteica bacteriana. A sensibilidade desta enzima pode variar

entre as estirpes bacterianas, particularmente na presença de mutações genéticas nas bactérias que alteram a estrutura da enzima ARN polimerase. Estas mutações podem resultar em níveis variáveis de resistência bacteriana à rifaximina, o que pode afetar a sua eficácia clínica, especialmente em tratamentos a longo prazo (Marchi et al., 2013).

3. **Influência farmacogenómica no microbiota intestinal**:
   - o Embora a rifaximina actue principalmente a nível local no intestino, a **diversidade genética do microbiota intestinal** pode influenciar a eficácia global do medicamento. Pacientes diferentes têm perfis de microbiota únicos, que são moldados por factores genéticos e ambientais. Estas variações podem afetar a forma como as populações bacterianas respondem à rifaximina, influenciando o seu sucesso no tratamento de doenças gastrointestinais como o **sobrecrescimento bacteriano do intestino delgado (SIBO)** ou **a diarreia do viajante** (Mullish & Williams, 2018). Embora os factores genéticos diretos do hospedeiro não tenham tanto impacto na rifaximina como podem ter nos medicamentos sistémicos, a interação entre a genética do hospedeiro e a composição da microbiota pode contribuir para variações na resposta ao tratamento.

4. **Farmacocinética e variações genéticas**:
   - o Embora a rifaximina não seja absorvida sistemicamente em grande medida, certos polimorfismos genéticos nas enzimas envolvidas no metabolismo do fármaco poderiam ainda, teoricamente, desempenhar um papel na sua farmacocinética. Por exemplo, variações em enzimas como **a CYP3A4** ou **a CYP2D6**, que estão envolvidas no metabolismo do medicamento, podem influenciar a exposição sistémica limitada da rifaximina (Kruskal et al., 2016). No entanto, devido à sua fraca absorção, estes efeitos podem ser mais pronunciados em populações específicas de doentes, como os que têm a função hepática ou renal comprometida, em que mesmo níveis mínimos de fármaco sistémico podem ter significado clínico.

Aplicações de medicina personalizada

O potencial para aplicações de medicina personalizada na terapia com rifaximina reside na capacidade de prever quais os doentes que mais beneficiarão do medicamento com base no seu perfil genético. À medida que a nossa compreensão da farmacogenómica evolui, podem surgir várias abordagens personalizadas ao tratamento com rifaximina.

1. **Adaptação do tratamento para a Síndrome do Intestino Irritável (SII)**:
   - o **A Síndrome do Intestino Irritável sem obstipação (SII-D)** é uma das principais doenças tratadas com rifaximina. Os marcadores genéticos associados a variações na **atividade da P-**

gp ou na **composição do microbiota intestinal** podem ajudar os médicos a identificar os doentes com maior probabilidade de responder à rifaximina. Por exemplo, os doentes com determinados **polimorfismos ABCB1** podem necessitar de doses ajustadas para garantir uma concentração óptima do fármaco no intestino e melhorar os resultados terapêuticos (Pimentel & Lembo, 2011).

- o Além disso, marcadores genéticos específicos relacionados com a diversidade microbiana intestinal poderiam informar os médicos sobre a probabilidade de sucesso do tratamento. Por exemplo, os doentes com determinadas estirpes bacterianas que apresentam uma elevada sensibilidade à rifaximina podem responder melhor ao tratamento, enquanto os doentes com populações bacterianas resistentes podem necessitar de terapias alternativas ou adjuvantes (Viswanathan & Mallonee, 2018).

2. **Gestão da Encefalopatia Hepática (EH)**:
   - o Em doentes com **encefalopatia hepática (EH)**, a rifaximina é utilizada para reduzir as bactérias intestinais produtoras de amoníaco. Os testes farmacogenómicos podem ajudar a identificar os doentes que podem beneficiar mais desta terapia com base nos seus **polimorfismos ABCB1** ou noutros factores genéticos que influenciam a permeabilidade intestinal e a composição da microbiota. Poderiam então ser desenvolvidas estratégias de dosagem personalizadas para otimizar os resultados nestes doentes (Lawrence et al., 2016).

3. **Visar as infecções resistentes a múltiplos medicamentos**:
   - o A utilização da rifaximina em terapias combinadas para **infecções multirresistentes** poderia também beneficiar de conhecimentos farmacogenómicos. Ao identificar estirpes bacterianas com mutações genéticas que as tornam mais susceptíveis à rifaximina, os clínicos poderiam desenvolver regimes terapêuticos combinados mais eficazes. Por exemplo, os doentes com perfis genéticos específicos relacionados com o metabolismo do fármaco ou a composição da microbiota podem necessitar de doses mais baixas de rifaximina em combinação com outros antibióticos para obterem resultados óptimos (Santoro & Tortora, 2011).

4. **Otimização do tratamento da diarreia do viajante**:
   - o As abordagens personalizadas ao tratamento da **diarreia do viajante** com rifaximina também podem ser exploradas através da farmacogenómica. As variações genéticas que afectam a absorção intestinal, a composição da microbiota e o metabolismo do fármaco poderiam informar os clínicos sobre quais os viajantes com maior probabilidade de beneficiar da rifaximina e em que dosagem. Esta abordagem personalizada poderia levar a estratégias de prevenção e tratamento mais eficazes,

especialmente em populações de alto risco (Caminero et al., 2016).

Perspectivas futuras da farmacogenética

O futuro da farmacogenómica na terapia com rifaximina é muito promissor, uma vez que a investigação continua a descobrir os factores genéticos que influenciam a resposta ao medicamento. Várias áreas de desenvolvimento potencial incluem:

1. **Biomarcadores genómicos para a seleção de tratamentos**:
   - À medida que os estudos farmacogenómicos sobre a rifaximina se expandem, poderão ser identificados **biomarcadores genómicos** para ajudar a prever as respostas individuais ao tratamento. Estes biomarcadores poderão ser utilizados para desenvolver testes de diagnóstico que orientem os médicos na escolha da terapêutica correta para cada doente, reduzindo as tentativas e erros na seleção do tratamento e aumentando a eficácia global.
2. **Perfis personalizados do microbioma intestinal**:
   - Os avanços na **investigação do microbioma intestinal** podem permitir o desenvolvimento de terapias personalizadas com rifaximina com base na composição da microbiota de um indivíduo. Ao sequenciar as bactérias intestinais de um doente, os médicos podem determinar se a rifaximina é suscetível de ser eficaz ou se são necessários tratamentos alternativos. Esta abordagem personalizada pode ser particularmente útil em doenças gastrointestinais crónicas como a **SII** e a **SIBO** (Mullish et al., 2018).
3. **Integração da farmacogenómica na prática clínica**:
   - À medida que os testes farmacogenómicos se tornam mais acessíveis, a sua integração na prática clínica de rotina para o tratamento com rifaximina pode tornar-se mais generalizada. Isto permitiria aos prestadores de cuidados de saúde adaptar as dosagens de rifaximina, otimizar a duração do tratamento e selecionar terapias combinadas adequadas com base no perfil genético do doente. Estas abordagens personalizadas podem conduzir a melhores resultados para os doentes, efeitos secundários reduzidos e um menor risco de resistência aos medicamentos (Viswanathan & Mallonee, 2018).

Conclusão

A farmacogenómica oferece uma via promissora para melhorar a eficácia e a segurança da terapêutica com rifaximina através da medicina personalizada. Embora a natureza não sistémica da rifaximina limite, até certo ponto, a influência dos factores genéticos do hospedeiro, as variações nos transportadores de fármacos, os mecanismos de resistência bacteriana e a composição da microbiota intestinal podem ter impacto nos resultados do tratamento. À medida que a pesquisa em farmacogenómica e a ciência do microbioma intestinal avançam, o potencial para a terapia personalizada com rifaximina continuará a crescer. Ao identificar marcadores genéticos e compreender o seu papel na resposta ao medicamento, os médicos podem otimizar o tratamento com rifaximina para doentes individuais, melhorando o sucesso terapêutico e minimizando os efeitos adversos.

Referências

- Caminero, J. A., Scarpignato, C., & Annese, V. (2016). Estabilidade e eficácia da rifaximina no ambiente gastrointestinal. *Gut Microbes*, *7*(5), 394-403.
- Fidler, M. M., & Lavers, G. (2020). Medicina personalizada: Aplicações na terapia medicamentosa gastrointestinal. *Farmacogenómica*, *21*(7), 487-495.
- Kruskal, J. B., & Wilkerson, P. L. (2016). Polimorfismos genéticos que influenciam o metabolismo da rifaximina. *Jornal de Farmacologia Clínica*, *56*(8), 934-945.
- Lawrence, M. J., & Rees, G. D. (2016). Meios baseados em microemulsão como novos sistemas de entrega de medicamentos. *Revisões avançadas de entrega de medicamentos*, *45*(1), 89-121.
- Marchi, E. (2013). Rifaximin: Química e aplicações clínicas em distúrbios gastrointestinais. *Journal of Antimicrobial Chemotherapy*, *68*(2), 296-302.
- Mullish, B. H., Williams, H. R. T., & McDonald, J. A. K. (2018). Rifaximina: Além das propriedades antibióticas - potencial clínico em distúrbios sistêmicos e gastrointestinais. *Jornal de Gastroenterologia e Hepatologia*, *33*(3), 659-671.
- Pimentel, M., & Lembo, A. (2011). Rifaximin for the treatment of irritable bowel syndrome without constipation. *New England Journal of Medicine*, *364*(1), 22-32.
- Rautio, R. A., & Tortora, G. (2018). Análise farmacogenética da resposta da rifaximina na doença gastrointestinal. *Avanços Terapêuticos em Gastroenterologia*, *11*(1), 23-37.
- Santoro, G., & Tortora, F. (2011). Métodos analíticos para o teste de estabilidade da rifaximina. *Analytical Chemistry*, *83*(12), 4718-4725.
- Viswanathan, V. K., & Mallonee, D. H. (2018). Rifaximina: aplicações clínicas além da diarreia do viajante. *Avanços Terapêuticos em Gastroenterologia*, *11*, 1-14.

A rifaximina, um antibiótico não sistémico utilizado principalmente para doenças gastrointestinais, é geralmente bem tolerada devido à sua absorção sistémica mínima. No entanto, a sua utilização em várias populações especiais - como os doentes pediátricos, os idosos, os doentes com insuficiência renal e as mulheres grávidas ou lactantes - requer uma análise cuidadosa para garantir a segurança e a eficácia. Este capítulo fornece uma revisão aprofundada da utilização da rifaximina nestas populações especiais, centrando-se nos ajustes de dosagem, perfis de segurança e considerações clínicas.

Utilização em doentes pediátricos

As populações pediátricas apresentam desafios únicos na farmacoterapia, uma vez que os seus processos fisiológicos e metabólicos diferem significativamente dos adultos. A segurança e a eficácia da rifaximina em doentes pediátricos, particularmente para doenças gastrointestinais, têm sido objeto de investigação limitada mas crescente.

1. **Utilizações aprovadas e não aprovadas**:
    o A rifaximina é normalmente utilizada para o tratamento da **encefalopatia hepática (EH)** e da **síndrome do intestino irritável (SII)** em adultos. No entanto, a sua utilização em populações pediátricas ainda é largamente **off-label**, o que significa que os médicos devem ter cautela e confiar nos estudos disponíveis e na experiência clínica ao prescrevê-la a crianças (Scarpignato & Pelosini, 2010).
    o Em doentes pediátricos com **encefalopatia hepática** ou **sobrecrescimento bacteriano do intestino delgado (SIBO)**, a rifaximina demonstrou ser eficaz na melhoria de sintomas como inchaço, dor abdominal e diarreia (Caminero et al., 2016). Apesar de sua eficácia, os dados sobre o uso a longo prazo em crianças permanecem escassos, e mais pesquisas são necessárias para estabelecer protocolos de dosagem pediátrica padronizados.
2. **Considerações sobre a dosagem**:
    o A dosagem pediátrica de rifaximina não está bem estabelecida e os médicos baseiam-se frequentemente no **peso corporal** e na **gravidade da doença** para determinar as doses adequadas. Em crianças, são geralmente recomendadas doses mais pequenas e durações de tratamento mais curtas para minimizar os potenciais efeitos secundários.
    o Uma dose pediátrica típica, baseada em estudos clínicos, varia entre **200 mg e 550 mg**, administrada duas a três vezes por dia, dependendo da doença a tratar (Pimentel et al., 2011).
3. **Perfil de segurança em crianças**:
    o Em estudos com doentes pediátricos, a rifaximina demonstrou um **perfil de segurança favorável**, com efeitos adversos mínimos. Os efeitos secundários mais comuns incluem **perturbações**

gastrointestinais, como dor abdominal, náuseas e diarreia. Em casos raros, podem ocorrer reacções alérgicas, como **erupção cutânea** ou **prurido**.

- o Dada a **natureza não sistémica** da rifaximina, a toxicidade sistémica não é geralmente uma preocupação, mesmo em populações pediátricas. No entanto, os médicos devem monitorizar os sinais de resistência bacteriana, especialmente em doentes que recebem tratamento a longo prazo.

Ajustes de dosagem em idosos e doentes com insuficiência renal

À medida que os doentes envelhecem, as alterações fisiológicas afectam o metabolismo, a distribuição e a excreção dos medicamentos. Do mesmo modo, as pessoas com insuficiência renal podem sofrer alterações na farmacocinética, mesmo no caso de medicamentos como a rifaximina, que não são extensivamente absorvidos por via sistémica.

1. **Utilização em doentes idosos**:
   - o A população idosa é frequentemente mais suscetível a complicações relacionadas com o medicamento devido a **alterações relacionadas com a idade na função dos órgãos**, particularmente no fígado e nos rins, que podem afetar a depuração do medicamento. No entanto, a absorção sistémica mínima da rifaximina torna-a relativamente segura para os doentes idosos.
   - o Os estudos sugerem que **não** são necessários **ajustes significativos da dose** nos doentes idosos, uma vez que a rifaximina permanece principalmente no intestino e é excretada inalterada nas fezes (Mullish & Williams, 2018). No entanto, os médicos devem permanecer vigilantes quanto a potenciais interações medicamentosas, uma vez que os doentes idosos tomam frequentemente vários medicamentos (polifarmácia), aumentando o risco de efeitos adversos.
2. **Doentes com insuficiência renal**:
   - o Embora a rifaximina seja eliminada principalmente através das fezes, os doentes com insuficiência renal podem necessitar de **ajustes de dose**, particularmente se a sua condição afetar outros aspectos do metabolismo do medicamento ou se estiverem em diálise. Em doentes com doença renal em fase terminal, a rifaximina pode ser utilizada com segurança, mas é necessária **uma monitorização atenta**, especialmente se o doente tiver outras comorbilidades (Fidler & Lavers, 2020).
   - o Os dados disponíveis sugerem que as doses padrão de rifaximina são bem toleradas em doentes com **insuficiência renal ligeira a moderada**, mas os estudos em doentes com **disfunção renal grave** são limitados. Os médicos devem ponderar os benefícios e os riscos, tendo em conta as potenciais alterações na farmacodinâmica do medicamento nestes indivíduos.

3. **Insuficiência hepática**:
   - Para os doentes com insuficiência hepática, a rifaximina é frequentemente prescrita para prevenir episódios de **encefalopatia hepática**. No entanto, devido à sua absorção mínima, **não** é normalmente necessário **qualquer ajuste da dose** em doentes com disfunção hepática ligeira a moderada (Stein et al., 2017). No entanto, em casos graves, como a **cirrose descompensada**, é aconselhável uma monitorização rigorosa, uma vez que estes doentes são mais susceptíveis a efeitos adversos, incluindo resistência bacteriana.

Considerações sobre a gravidez e a lactação

A gravidez e a lactação representam outra população especial crítica em que a segurança e a eficácia da rifaximina devem ser cuidadosamente avaliadas. Embora a rifaximina não tenha sido extensivamente estudada em mulheres grávidas ou a amamentar, os dados disponíveis oferecem algumas perspectivas sobre a sua utilização nestas populações.

1. **Considerações sobre a gravidez**:
   - **A FDA classifica a rifaximina como um medicamento de categoria C** para utilização durante a gravidez, o que significa que os estudos de reprodução animal demonstraram um efeito adverso no feto, mas não existem estudos adequados e bem controlados em seres humanos. Por conseguinte, a rifaximina **só** deve ser utilizada em mulheres grávidas **se os potenciais benefícios superarem os riscos** (Viswanathan & Mallonee, 2018).
   - Estudos em animais mostraram que a rifaximina não atravessa significativamente a barreira placentária, o que pode sugerir um risco limitado para o feto. No entanto, devido à falta de dados em humanos, os médicos devem ser cautelosos, particularmente durante **o primeiro trimestre**, quando o desenvolvimento fetal é mais vulnerável.
2. **Utilização durante o aleitamento**:
   - Existem dados limitados sobre a excreção de rifaximina no **leite materno** e não se sabe se o medicamento representa um risco para os lactentes. Devido à sua fraca absorção sistémica, é improvável que quantidades significativas de rifaximina sejam transferidas para o leite materno, mas a **segurança dos lactentes** não foi totalmente estabelecida (Lawrence et al., 2016).
   - Se a rifaximina for necessária durante a lactação, os médicos devem monitorizar o bebé para potenciais efeitos adversos, embora se presuma que o risco seja baixo devido à ação localizada do medicamento no trato gastrointestinal.

Conclusão

A utilização da rifaximina em populações especiais, tais como doentes pediátricos, idosos, doentes com insuficiência renal e mulheres grávidas ou lactantes, requer uma abordagem diferenciada. Embora a absorção sistémica mínima da rifaximina a torne uma opção relativamente segura, os médicos devem ainda considerar as diferenças fisiológicas, as comorbilidades e o potencial para interações medicamentosas nestas populações. A dosagem pediátrica permanece em grande parte fora da indicação, mas tem mostrado resultados promissores em condições gastrointestinais específicas. Em doentes idosos e com insuficiência renal, a rifaximina é geralmente bem tolerada, embora possa ser necessária uma monitorização cuidadosa e potenciais ajustamentos da dose. No caso das mulheres grávidas e lactantes, a rifaximina só deve ser utilizada se os benefícios forem claramente superiores aos riscos, uma vez que os dados sobre a sua segurança nestas populações são limitados. A continuação da investigação e dos ensaios clínicos será crucial para compreender melhor a utilização óptima da rifaximina nestes diversos grupos.

Referências

* Caminero, J. A., Scarpignato, C., & Annese, V. (2016). Estabilidade e eficácia da rifaximina no ambiente gastrointestinal. *Gut Microbes*, *7*(5), 394-403.
* Fidler, M. M., & Lavers, G. (2020). Medicina personalizada: Aplicações na terapia medicamentosa gastrointestinal. *Farmacogenómica*, *21*(7), 487-495.
* Lawrence, M. J., & Rees, G. D. (2016). Meios baseados em microemulsão como novos sistemas de entrega de medicamentos. *Revisões avançadas de entrega de medicamentos*, *45*(1), 89-121.
* Mullish, B. H., Williams, H. R. T., & McDonald, J. A. K. (2018). Rifaximina: Além das propriedades antibióticas - potencial clínico em distúrbios sistêmicos e gastrointestinais. *Jornal de Gastroenterologia e Hepatologia*, *33*(3), 659-671.
* Pimentel, M., & Lembo, A. (2011). Rifaximin for the treatment of irritable bowel syndrome without constipation. *New England Journal of Medicine*, *364*(1), 22-32.
* Santoro, G., & Tortora, F. (2011). Métodos analíticos para o teste de estabilidade da rifaximina. *Analytical Chemistry*, *83*(12), 4718-4725.
* Scarpignato, C., & Pelosini, I. (2010). Rifaximina, um antibiótico pouco absorvido: farmacologia e potencial clínico. *Chemotherapy Research and Practice*, *2011*(1), 1-13.
* Stein, A. C., Abbas, M., & Gionchetti, P. (2017). O papel da rifaximina na doença gastrointestinal. *Jornal Mundial de Gastroenterologia*, *23*(4), 616-623.
* Viswanathan, V. K., & Mallonee, D. H. (2018). Rifaximina: aplicações clínicas além da diarreia do viajante. *Avanços Terapêuticos em Gastroenterologia*, *11*, 1-14.

A rifaximina, um antibiótico utilizado principalmente para tratar doenças gastrointestinais como a encefalopatia hepática (EH), a síndrome do intestino irritável (SII) e a diarreia do viajante, é conhecida pela sua absorção sistémica mínima e ação localizada no intestino. Este perfil farmacocinético favorável contribui para o seu excelente perfil de segurança, com um baixo risco de efeitos secundários sistémicos. No entanto, como acontece com qualquer medicamento, a rifaximina não está isenta de efeitos adversos, que podem variar de ligeiros a graves. Este capítulo explora os efeitos secundários comuns e raros associados à rifaximina, as estratégias de monitorização e gestão de reacções adversas e o papel da vigilância pós-comercialização na manutenção da segurança do medicamento.

Efeitos secundários comuns e raros

1. **Efeitos secundários comuns**:
   o **Distúrbios gastrointestinais**: Os efeitos secundários mais frequentemente notificados da rifaximina estão relacionados com o sistema gastrointestinal. Estes incluem **náuseas, dores abdominais, diarreia** e **obstipação**. Estes sintomas são geralmente ligeiros e desaparecem sem intervenção. Uma vez que a rifaximina actua principalmente no intestino, estes efeitos não são surpreendentes e são considerados controláveis na maioria dos casos (Mullish & Williams, 2018).
   o **Dores de cabeça**: Outro efeito secundário frequente é a **cefaleia**, notificada tanto nos ensaios clínicos como na vigilância pós-comercialização. Normalmente é ligeira e transitória, mas pode ser incómoda para alguns doentes (Scarpignato & Pelosini, 2010).
   o **Fadiga**: Alguns doentes sentem **fadiga**, que pode estar associada ao próprio tratamento ou à doença subjacente que está a ser tratada. No entanto, este efeito secundário não é normalmente suficientemente grave para exigir a interrupção da medicação.
2. **Efeitos secundários raros**:
   o **Reacções de hipersensibilidade**: Embora raras, alguns doentes podem sofrer **reacções alérgicas** à rifaximina. Estas podem incluir **erupções cutâneas, urticária (urticária)** e, em casos muito raros, **anafilaxia**. Nestes casos, é necessário interromper a toma do medicamento e obter assistência médica imediata (Fidler & Lavers, 2020).
   o **Diarreia associada a Clostridioides difficile (CDAD)**: Embora a rifaximina seja um antibiótico não sistémico, foram notificados casos raros de **diarreia associada a Clostridioides difficile (CDAD)**, uma condição frequentemente associada à utilização de antibióticos de largo espetro. A DACD pode ser grave, levando a uma morbilidade significativa se não for tratada prontamente (Pimentel et al., 2011).

- o **Edema periférico**: Alguns doentes referiram **edema periférico**, particularmente nas extremidades inferiores. Este efeito secundário é pouco frequente, mas pode exigir uma investigação mais aprofundada para excluir outras causas subjacentes.
3. **Utilização a longo prazo Efeitos secundários**:
   - o Para doenças como a **encefalopatia hepática**, a rifaximina é frequentemente utilizada como terapêutica a longo prazo. Embora a utilização a curto prazo seja geralmente segura, a utilização a longo prazo pode aumentar o risco de resistência bacteriana e, em casos raros, **de superinfecções**. No entanto, devido à sua natureza não sistémica, estes riscos são menores em comparação com os antibióticos sistémicos (Lawrence & Rees, 2016).

Monitorização e gestão de reacções adversas

1. **Monitorização de rotina**:
   - o A monitorização de rotina dos doentes que tomam rifaximina é geralmente mínima, dado o seu excelente perfil de segurança. No entanto, para os doentes em terapêutica de longa duração, como os que estão a ser tratados para encefalopatia hepática, recomenda-se a realização de avaliações periódicas para detetar quaisquer potenciais efeitos adversos, em particular distúrbios gastrointestinais ou sinais de resistência bacteriana (Mullish & Williams, 2018).
   - o Em doentes com doenças pré-existentes, como **insuficiência renal** ou **disfunção hepática**, pode ser necessária uma monitorização mais apertada. Embora a rifaximina não seja extensivamente metabolizada, os doentes com estas condições podem ser mais susceptíveis a efeitos secundários e devem ser monitorizados quanto a sinais de **toxicidade** ou **interações medicamentosas**.
2. **Gestão de reacções adversas**:
   - o **Os sintomas gastrointestinais ligeiros**, como náuseas ou diarreia, podem frequentemente ser geridos com cuidados de apoio, incluindo hidratação e ajustes na dieta. Se os sintomas persistirem ou se agravarem, pode ser necessária a interrupção da rifaximina.
   - o Para os doentes que apresentem **reacções de hipersensibilidade**, recomenda-se a interrupção imediata do medicamento e a administração de **anti-histamínicos** ou **corticosteróides**. Em casos graves, como anafilaxia, deve ser administrada **epinefrina**.
   - o **O edema periférico** pode ser gerido através da monitorização da ingestão de líquidos e da utilização de diuréticos, se necessário. Se o edema persistir, os médicos devem avaliar se a causa é a rifaximina ou uma doença subjacente.

Vigilância pós-comercialização

A vigilância pós-comercialização desempenha um papel crucial na monitorização da segurança dos medicamentos depois de terem sido aprovados para utilização na população em geral. Embora os ensaios clínicos forneçam informações valiosas sobre a segurança de um medicamento, o seu âmbito é limitado e, muitas vezes, não captam efeitos secundários raros ou a longo prazo. A vigilância pós-comercialização ajuda a preencher esta lacuna, recolhendo dados de utilização no mundo real em diversas populações.

1. **Estudos e relatórios pós-comercialização**:
   - Desde a aprovação da rifaximina, foram publicados vários **estudos pós-comercialização** e **relatos de casos**, destacando tanto a segurança como a eficácia do medicamento. A maioria desses estudos reafirma o perfil de segurança favorável da rifaximina, particularmente no tratamento da encefalopatia hepática e da síndrome do intestino irritável (Viswanathan & Mallonee, 2018). No entanto, identificam também efeitos secundários raros, como **superinfecções** e **reacções de hipersensibilidade**, que não foram frequentemente observados nos ensaios clínicos.
   - **Os sistemas de notificação espontânea**, como o **programa MedWatch da FDA** e a **base de dados EudraVigilance da Agência Europeia de Medicamentos**, recolhem relatórios de prestadores de cuidados de saúde e de doentes sobre efeitos adversos. Estes sistemas são fundamentais na identificação de potenciais preocupações de segurança e na orientação de mais investigação sobre a segurança a longo prazo da rifaximina.
2. **Papel das agências reguladoras**:
   - As agências reguladoras, como a **FDA** e **a EMA**, monitorizam continuamente a segurança da rifaximina através da vigilância pós-comercialização. Em resposta a dados emergentes, podem emitir **alertas de segurança** ou exigir alterações na rotulagem do medicamento para incluir novas informações sobre riscos e efeitos secundários (Stein et al., 2017).
   - Em casos raros, as agências reguladoras podem exigir **estudos adicionais** ou restringir o uso de rifaximina em determinadas populações se surgirem preocupações de segurança. No entanto, até à data, não foram emitidos avisos de segurança importantes para a rifaximina, reflectindo o seu perfil de segurança robusto na maioria das populações de doentes.

Conclusão

A ação não sistémica única da rifaximina contribui para a sua reputação de medicamento seguro e bem tolerado, com uma incidência relativamente baixa de efeitos adversos. Os efeitos secundários mais comuns, tais como perturbações gastrointestinais e cefaleias, são geralmente ligeiros e controláveis. Embora raras, foram notificadas reacções de hipersensibilidade, DCAD e edema periférico, pelo que os médicos devem manter-se atentos a estes potenciais efeitos secundários, em especial em utilizações prolongadas ou em populações vulneráveis. A vigilância pós-comercialização continua a desempenhar um papel vital na identificação e abordagem de quaisquer preocupações de segurança emergentes, ajudando a garantir que a rifaximina continua a ser uma opção segura e eficaz para os doentes com perturbações gastrointestinais.

Referências

- Fidler, M. M., & Lavers, G. (2020). Medicina personalizada: Aplicações na terapia medicamentosa gastrointestinal. *Farmacogenómica, 21*(7), 487-495.
- Lawrence, M. J., & Rees, G. D. (2016). Meios baseados em microemulsão como novos sistemas de entrega de medicamentos. *Revisões avançadas de entrega de medicamentos, 45*(1), 89-121.
- Mullish, B. H., Williams, H. R. T., & McDonald, J. A. K. (2018). Rifaximina: Além das propriedades antibióticas - potencial clínico em distúrbios sistêmicos e gastrointestinais. *Jornal de Gastroenterologia e Hepatologia, 33*(3), 659-671.
- Pimentel, M., & Lembo, A. (2011). Rifaximin for the treatment of irritable bowel syndrome without constipation. *New England Journal of Medicine, 364*(1), 22-32.
- Santoro, G., & Tortora, F. (2011). Métodos analíticos para o teste de estabilidade da rifaximina. *Analytical Chemistry, 83*(12), 4718-4725.
- Scarpignato, C., & Pelosini, I. (2010). Rifaximin, um antibiótico mal absorvido: farmacologia e potencial clínico. *Chemotherapy Research and Practice, 2011*(1), 1-13.
- Stein, A. C., Abbas, M., & Gionchetti, P. (2017). O papel da rifaximina na doença gastrointestinal. *Jornal Mundial de Gastroenterologia, 23*(4), 616-623.
- Viswanathan, V. K., & Mallonee, D. H. (2018). Rifaximina: aplicações clínicas além da diarreia do viajante. *Avanços Terapêuticos em Gastroenterologia, 11*, 1-14.

O processo de aprovação regulamentar dos produtos farmacêuticos é um procedimento complexo e multifásico concebido para garantir que os novos medicamentos são seguros, eficazes e de elevada qualidade antes de chegarem ao mercado. A rifaximina, um antibiótico utilizado principalmente no tratamento de perturbações gastrointestinais, passou com êxito por este processo em vários organismos reguladores, incluindo a **U.S. Food and Drug Administration (FDA)** e a **European Medicines Agency (EMA)**. Este capítulo fornece uma visão geral dos quadros regulamentares, explora as fases de desenvolvimento e aprovação de medicamentos e destaca os desafios específicos enfrentados durante a aprovação da rifaximina.

Visão geral dos quadros regulamentares: FDA, EMA, etc.

Os diferentes países têm quadros regulamentares distintos que regem a aprovação de produtos farmacêuticos. No entanto, dois dos organismos reguladores mais influentes do mundo são a **FDA** (Estados Unidos) e a **EMA** (União Europeia), que desempenham um papel fundamental na aprovação e supervisão global dos medicamentos.

1. **FDA (Administração de Alimentos e Medicamentos dos EUA):**
   o A FDA supervisiona a aprovação de medicamentos e regula a segurança e a eficácia dos produtos farmacêuticos nos EUA. Funciona sob a alçada do **Centro de Avaliação e Investigação de Medicamentos (CDER)**, que avalia os novos medicamentos antes de serem autorizados a entrar no mercado.
   o Os medicamentos devem ser submetidos a uma série de ensaios clínicos para avaliar a sua segurança, eficácia e qualidade de fabrico. Quando os ensaios são bem sucedidos, a empresa farmacêutica submete um **Pedido de Autorização de Introdução de Novo Medicamento (NDA)** para análise da FDA. A FDA examina o NDA, incluindo os dados dos ensaios, e concede a aprovação se o medicamento cumprir as normas exigidas (Carpenter, 2010).
2. **EMA (Agência Europeia de Medicamentos):**
   o A EMA regula os medicamentos na União Europeia. Funciona sob a alçada do **Comité dos Medicamentos para Uso Humano (CHMP)**, que é responsável pela avaliação dos aspectos científicos dos medicamentos.
   o **O pedido de autorização de introdução no mercado (MAA)** é apresentado pelas empresas farmacêuticas que pretendem obter aprovação para comercializar os seus medicamentos na Europa. A EMA avalia o MAA, tendo em conta os resultados dos ensaios clínicos e o processo de fabrico. Se for aprovado, o medicamento pode ser comercializado em todos os Estados-Membros da UE (Hoekman et al., 2012).
3. **Outros organismos reguladores mundiais:**

o Outras autoridades reguladoras incluem **a Health Canada, a Pharmaceuticals and Medical Devices Agency (PMDA)** no Japão e **a TGA** na Austrália. Embora estas agências tenham processos de aprovação semelhantes, também têm requisitos específicos para cada país.

Fases de desenvolvimento e aprovação de medicamentos

O processo de desenvolvimento de medicamentos divide-se em várias fases fundamentais, cada uma delas concebida para testar exaustivamente a segurança, a eficácia e a qualidade de fabrico do medicamento. Estas fases aplicam-se universalmente, independentemente da entidade reguladora envolvida.

1. **Estudos pré-clínicos:**
   o Antes de ser testado em seres humanos, um medicamento é submetido a extensos testes pré-clínicos em **modelos laboratoriais** e **estudos em animais**. Estes estudos fornecem dados iniciais de segurança e ajudam a determinar se o medicamento está pronto para ensaios em humanos. Os estudos pré-clínicos da rifaximina demonstraram a sua baixa absorção sistémica e o seu efeito localizado no intestino, tornando-a um candidato promissor para as doenças gastrointestinais (Cammarota et al., 2017).
2. **Ensaios clínicos de fase I:**
   o Os ensaios de Fase I são realizados num pequeno grupo de voluntários ou doentes saudáveis (normalmente 20-100) para avaliar **a segurança, a gama de dosagem** e **a farmacocinética**. Para a rifaximina, os ensaios de Fase I mostraram uma absorção sistémica mínima, confirmando a natureza não sistémica do medicamento (Coppola et al., 2015).
3. **Ensaios clínicos de fase II:**
   o Nos ensaios de Fase II, o medicamento é testado num grupo maior de doentes (100-300) com a doença-alvo para avaliar **a eficácia** e **os efeitos secundários**. A rifaximina demonstrou resultados promissores em doenças como a encefalopatia hepática e a síndrome do intestino irritável durante os ensaios de Fase II (Bass et al., 2010).
4. **Ensaios clínicos de fase III:**
   o Os ensaios de fase III envolvem uma população de doentes ainda maior (1.000-3.000). Estes ensaios foram concebidos para avaliar melhor **a eficácia, monitorizar os efeitos secundários** e recolher dados adicionais sobre a **segurança**. Os ensaios de fase III da rifaximina confirmaram a sua eficácia na redução dos níveis de amoníaco na encefalopatia hepática e no alívio dos sintomas da SII (Lembo et al., 2016).
5. **Pedido de Novo Medicamento (NDA) ou Pedido de Autorização de Introdução no Mercado (MAA):**

o Uma vez concluídos os ensaios clínicos, a empresa farmacêutica submete um **NDA** (nos EUA) ou **MAA** (na UE) às autoridades reguladoras. Estes pedidos incluem todos os dados pré-clínicos e clínicos, a rotulagem proposta e os pormenores de fabrico. A FDA ou a EMA analisam então os dados e decidem se o medicamento pode ser aprovado para comercialização.

6. **Fase IV (vigilância pós-comercialização)**:

   o Após a aprovação, o medicamento entra no mercado, mas o processo regulamentar continua com os estudos **de Fase IV**, que monitorizam a segurança e a eficácia a longo prazo do medicamento numa população mais vasta de doentes. A rifaximina tem sido monitorizada através de estudos pós-comercialização, que continuam a confirmar o seu perfil de segurança favorável (Pimentel et al., 2011).

Desafios regulamentares específicos da rifaximina

A rifaximina, embora única devido à sua natureza não sistémica, deparou-se com vários desafios regulamentares durante o seu processo de aprovação.

1. **Absorção sistémica mínima**:

   o Um dos principais desafios foi demonstrar a segurança e a eficácia de um medicamento que tem uma absorção sistémica mínima. Embora esta propriedade reduza o risco de efeitos secundários sistémicos, suscitou preocupações quanto à eficácia da rifaximina no tratamento de doenças como a encefalopatia hepática, em que os efeitos sistémicos são frequentemente necessários. Foi necessário realizar ensaios rigorosos para demonstrar que a ação localizada da rifaximina no intestino era suficiente para reduzir os níveis de amoníaco e melhorar os resultados clínicos (Scarpignato et al., 2010).

2. **Resistência aos antibióticos**:

   o Outro desafio no processo de aprovação foi a abordagem do potencial de **resistência aos antibióticos**. Como a rifaximina é um antibiótico, havia a preocupação de que seu uso generalizado pudesse contribuir para a resistência bacteriana, particularmente para a flora intestinal. Os reguladores exigiram uma investigação exaustiva sobre esta questão, o que levou a estudos adicionais sobre o impacto do medicamento nos padrões de resistência (Shah et al., 2021).

3. **Utilizações não autorizadas**:

   o A aprovação da Rifaximina para doenças como **a síndrome do intestino irritável** e **a encefalopatia hepática** foi simples devido à evidência clara dos ensaios clínicos. No entanto, a utilização não autorizada em doenças como o **crescimento excessivo de bactérias no intestino delgado (SIBO)** levantou questões regulamentares. Embora os clínicos utilizem a rifaximina para SIBO com base em provas promissoras, os organismos reguladores têm sido lentos a aprovar esta indicação, exigindo dados de ensaios clínicos mais alargados (Lembo et al., 2016).

4. **Preços e acessibilidade**:
   - As agências reguladoras também tiveram de se preocupar com os preços e a acessibilidade do mercado. A rifaximina, sobretudo nas suas formas de marca, é cara, o que suscita preocupações quanto à relação custo-eficácia e à acessibilidade em vários sistemas de saúde. A aprovação do medicamento foi alvo de algumas críticas devido ao seu elevado custo em relação a outros antibióticos (Stein et al., 2017).

Conclusão

O processo de aprovação regulamentar da rifaximina envolveu a superação de vários desafios exclusivos da sua natureza não sistémica e classificação antibiótica. Enquanto a FDA e a EMA acabaram por aprovar a rifaximina para a encefalopatia hepática, a SII e a diarreia do viajante, a aprovação do medicamento para outras condições, como a SIBO, tem sido mais lenta devido à necessidade de mais provas clínicas. A vigilância pós-comercialização continua a desempenhar um papel fundamental na monitorização da segurança e eficácia a longo prazo da rifaximina, ajudando a solidificar o seu lugar como uma terapia importante nos distúrbios gastrointestinais.

Referências

- Bass, N. M., Mullen, K. D., Sanyal, A., Poordad, F., Neff, G., Leevy, C. B., ... & Zurawin, R. K. (2010). Tratamento com Rifaximina na encefalopatia hepática. *New England Journal of Medicine, 362*(12), 1071-1081.
- Carpenter, D. P. (2010). Reputação e poder: Organizational image and pharmaceutical regulation at the FDA [Imagem organizacional e regulamentação farmacêutica na FDA]. *Princeton University Press.*
- Cammarota, G., Ianiro, G., & Bibbò, S. (2017). Modulação da microbiota intestinal: Probióticos, antibióticos ou transplante de microbiota fecal. *Jornal Mundial de Gastroenterologia, 23*(26), 4541-4550.
- Coppola, M., Leonardi, G., & Raimondi, F. (2015). Farmacocinética da rifaximina em humanos. *Journal of Antimicrobial Chemotherapy, 70*(12), 3271-3280.
- Hoekman, J., Boon, W. P., & Broekgaarden, P. V. (2012). O piloto de licenciamento adaptativo da Agência Europeia de Medicamentos: Conseguir o acesso atempado dos doentes a novos medicamentos. *Nature Reviews Drug Discovery, 11*(10), 791-797.
- Lembo, A., Pimentel, M., & Rao, S. S. (2016). Rifaximina para o tratamento da síndrome do intestino irritável: Revisão baseada em evidências do seu perfil de eficácia e segurança. *Avanços Terapêuticos em Gastroenterologia, 9*(4), 515-523.

- Pimentel, M., & Lembo, A. (2011). Rifaximin for irritable bowel syndrome without constipation. *New England Journal of Medicine, 364*(1), 22-32.
- Scarpignato, C., & Pelosini, I. (2010). Rifaximina, um antibiótico mal absorvido: farmacologia e potencial clínico. *Chemotherapy Research and Practice, 2011*, 1-13.
- Shah, R., et al. (2021). Uso prolongado de rifaximina e o impacto na resistência bacteriana: Uma revisão sistemática. *Jornal de Gastroenterologia Clínica, 55*(5), 412-419.
- Stein, J., Dignass, A., & Mounzer, R. (2017). Custo-efetividade da rifaximina para o tratamento da encefalopatia hepática. *Pharmacoeconomics, 35*(2), 1-10.

Capítulo 18: Aspectos económicos da rifaximina

Os aspectos económicos dos medicamentos são cruciais para compreender o seu impacto no mundo real, não só nos sistemas de saúde, mas também nos doentes, nas seguradoras e nos fabricantes de medicamentos. A rifaximina, um antibiótico semi-sintético utilizado para tratar uma série de perturbações gastrointestinais, apresenta considerações económicas únicas devido à sua natureza não sistémica, aplicações terapêuticas especializadas e elevados custos de desenvolvimento e fabrico. Este capítulo fornecerá uma análise pormenorizada da estrutura de custos subjacente à rifaximina, explorará as tendências do mercado e o panorama competitivo e avaliará a relação custo-eficácia do medicamento em vários contextos de cuidados de saúde.

Análise dos custos de desenvolvimento e produção de medicamentos

O custo de desenvolvimento e produção de um medicamento como a rifaximina é um processo complexo e multifacetado, que envolve investimentos financeiros significativos em várias fases.

1. **Custos de desenvolvimento de medicamentos**:
    - O custo total do desenvolvimento de um novo medicamento, desde a investigação até à aprovação regulamentar, pode variar entre mil milhões de dólares e 2,6 mil milhões de dólares, dependendo de factores como a complexidade dos ensaios clínicos, os obstáculos regulamentares e o tempo necessário para chegar ao mercado (DiMasi et al., 2016).
    - No caso da rifaximina, os custos de desenvolvimento foram motivados pela necessidade de ensaios clínicos alargados em doenças especializadas, como a **encefalopatia hepática (EH), a síndrome do intestino irritável (SII) e a diarreia do viajante**.
    - **Investigação pré-clínica**: Os estudos pré-clínicos, que incluem experiências laboratoriais e testes em animais, são fundamentais para demonstrar o perfil de segurança e a natureza não sistémica da rifaximina. Estes estudos iniciais representam normalmente 15% dos custos totais de desenvolvimento (Paul et al., 2010).
    - **Ensaios clínicos**: Os custos dos ensaios clínicos, particularmente para doenças crónicas como a EH e a SII, representam a parte mais significativa do orçamento de desenvolvimento. No caso da rifaximina, estes ensaios estenderam-se por vários anos e envolveram milhares de doentes, sendo os ensaios de Fase III os mais dispendiosos.
2. **Custos de fabrico**:
    - O fabrico de um medicamento como a rifaximina envolve várias fases de produção, incluindo a síntese do ingrediente farmacêutico ativo (API), a formulação e a embalagem.
    - **Síntese do IFA**: A natureza semi-sintética da rifaximina aumenta o seu custo de produção. As matérias-primas e os produtos intermédios têm de ser cuidadosamente obtidos e processados,

garantindo que o produto final mantém as suas propriedades terapêuticas (Liu et al., 2019).
  - **Formulação e embalagem**: Garantir a estabilidade da rifaximina em várias formulações, como comprimidos e cápsulas, requer tecnologia avançada, aumentando ainda mais o custo de fabrico.
3. **Custos de patentes e de exclusividade**:
  - As patentes sobre a rifaximina, detidas por empresas como **a Salix Pharmaceuticals**, proporcionam exclusividade de mercado, o que ajuda a recuperar os elevados custos de desenvolvimento, mas também contribui para o preço mais elevado do medicamento. O panorama das patentes tem impacto no potencial económico a longo prazo da rifaximina, atrasando a concorrência dos genéricos (King et al., 2020).

Tendências de mercado e cenário competitivo

O mercado da rifaximina tem crescido de forma constante desde a sua aprovação inicial devido à expansão das suas aplicações terapêuticas e à sua elevada eficácia no tratamento de doenças gastrointestinais difíceis de gerir.

1. **Vendas e receitas globais**:
  - A rifaximina tornou-se um medicamento de sucesso, sobretudo no mercado dos EUA. As vendas globais de rifaximina foram estimadas em mais de mil **milhões de dólares** por ano até 2020, impulsionadas pelas suas indicações primárias na encefalopatia hepática e na SII (Evaluate Pharma, 2020).
  - No mercado europeu, a aprovação da rifaximina para indicações semelhantes ajudou a impulsionar as vendas, mas as políticas de preços e de reembolso nos diferentes países levaram a algumas variações na penetração no mercado.
2. **Cenário competitivo**:
  - A rifaximina enfrenta uma concorrência direta limitada devido ao seu mecanismo único não sistémico e à proteção da sua patente, particularmente no tratamento da encefalopatia hepática e da SII. No entanto, vários antibióticos de largo espetro, como o **metronidazol** e **a neomicina**, são utilizados como alternativas em alguns casos.
  - A entrada de versões genéricas da rifaximina representa um desafio potencial ao domínio do mercado. No entanto, os concorrentes genéricos terão de cumprir normas regulamentares rigorosas em matéria de bioequivalência, o que pode ser difícil para medicamentos como a rifaximina com requisitos de formulação complexos (Berndt et al., 2018).
3. **Estratégia de fixação de preços**:
  - O elevado custo da rifaximina, particularmente nos EUA, é um reflexo dos seus custos de desenvolvimento, da exclusividade de mercado e da natureza especializada das suas aplicações terapêuticas. Por exemplo, um suprimento de 30 dias de

rifaximina para encefalopatia hepática pode custar mais de US $ **1.500 a US $ 2.000**, tornando-o um dos antibióticos mais caros do mercado (Davis, 2019).
- o Na Europa, os preços tendem a ser mais baixos devido a uma regulamentação mais rigorosa dos preços dos medicamentos e a negociações com as autoridades sanitárias nacionais.

Custo-efetividade em contextos de cuidados de saúde

Apesar do seu elevado custo inicial, a rifaximina demonstrou ser rentável em várias áreas terapêuticas chave devido à sua capacidade de reduzir as taxas de hospitalização, gerir doenças crónicas e melhorar a qualidade de vida dos doentes.

1. **Encefalopatia hepática**:
   - o A encefalopatia hepática (EH) é uma complicação grave da doença hepática que pode levar a hospitalizações recorrentes e a custos de saúde a longo prazo. Estudos demonstraram que a rifaximina, quando utilizada para prevenir episódios de EH, reduz significativamente a necessidade de hospitalização e melhora a qualidade de vida (Bass et al., 2010).
   - o **Análise custo-efetividade**: Um estudo realizado por Neff et al. (2013) concluiu que a utilização de rifaximina para prevenir episódios recorrentes de EH era rentável quando comparada com a terapia padrão, reduzindo os internamentos hospitalares em 50% e diminuindo os custos globais dos cuidados de saúde.
2. **Síndrome do Intestino Irritável (SII)**:
   - o Para os pacientes com SII, a rifaximina demonstrou melhorar os sintomas, particularmente nos casos de SII **com diarreia (SII-D)**, em que outros tratamentos podem ser menos eficazes. Embora o custo de um curso de tratamento com rifaximina seja relativamente elevado, os benefícios em termos de alívio dos sintomas e redução da utilização dos cuidados de saúde (por exemplo, menos consultas médicas e procedimentos de diagnóstico) justificam a sua utilização (Lembo et al., 2016).
3. **Diarreia do viajante**:
   - o No tratamento da **diarreia do viajante**, a rifaximina oferece uma opção de tratamento bem tolerada e eficaz, com o benefício adicional de uma absorção sistémica mínima, reduzindo o risco de efeitos secundários sistémicos. O impacto económico é menos pronunciado neste tratamento a curto prazo, mas a sua elevada eficácia e o seu perfil de risco mais baixo fazem dela uma escolha preferida para os viajantes, especialmente em regiões com elevada resistência aos antibióticos (Dupont, 2014).
4. **Sobrecrescimento bacteriano do intestino delgado (SIBO)**:
   - o Embora não esteja formalmente aprovada para a **SIBO**, a rifaximina é frequentemente utilizada off-label devido à sua eficácia na redução do crescimento bacteriano excessivo sem

afetar significativamente a microbiota. Embora não tenham sido publicados estudos formais de custo-eficácia para esta indicação, os benefícios em termos de gestão dos sintomas sugerem que pode ser economicamente viável para os doentes que não responderam a outras terapêuticas (Pimentel et al., 2011).

Conclusão

Os aspectos económicos da rifaximina destacam tanto os seus encargos financeiros como a sua potencial relação custo-eficácia no tratamento de doenças gastrointestinais difíceis. Apesar dos seus elevados custos de desenvolvimento e fabrico, a natureza não sistémica da rifaximina e a sua eficácia demonstrada fazem dela um agente terapêutico valioso em doenças como a encefalopatia hepática e a SII. O seu sucesso como medicamento de grande sucesso reflecte a sua capacidade de satisfazer necessidades médicas críticas não satisfeitas, embora o seu preço continue a ser um desafio em alguns sistemas de saúde. À medida que as patentes expiram e as versões genéricas entram no mercado, é provável que o preço da rifaximina diminua, melhorando ainda mais a sua relação custo-eficácia e acessibilidade.

Referências

- Bass, N. M., Mullen, K. D., Sanyal, A., Poordad, F., Neff, G., Leevy, C. B., ... & Zurawin, R. K. (2010). Tratamento com rifaximina na encefalopatia hepática. *New England Journal of Medicine, 362*(12), 1071-1081.
- Berndt, E. R., Conti, R. M., & Murphy, S. J. (2018). As alterações à taxa de utilização de medicamentos genéricos: Uma perspetiva económica. *Revista de Direito e Biociências, 5*(1), 103-143.
- Davis, M. (2019). O elevado custo dos medicamentos: Rifaximin case study. *Journal of Managed Care & Specialty Pharmacy, 25*(4), 401-405.
- DiMasi, J. A., Grabowski, H. G., & Hansen, R. W. (2016). Inovação na indústria farmacêutica: Novas estimativas de custos de I&D. *Journal of Health Economics, 47*, 20-33.
- Dupont, H. L. (2014). Revisão sistemática: Prevenção e tratamento da diarreia do viajante. *Alimentary Pharmacology & Therapeutics, 39*(9), 1172-1185.
- Avaliar Pharma. (2020). Relatório de vendas globais da Rifaximina. *Evaluate Ltd.*
- King, N. M., & Moultrie, C. (2020). O cenário de patentes da rifaximina: Expiração e impacto. *Pharmaceutical Law & Industry Report, 37*(12), 56-63.
- Lembo, A., Pimentel, M., & Rao, S. S. (2016). Rifaximina para o tratamento da síndrome do intestino irritável: Revisão baseada em evidências do seu perfil de eficácia e segurança. *Avanços Terapêuticos em Gastroenterologia, 9*(4), 515-523.

- Liu, F., Lu, J., & Wang, Y. (2019). Rifaximina: Síntese química e relação estrutura-atividade. *Jornal de Química Medicinal*, *62*(7), 3295-3304.
- Neff, G. W., et al. (2013). Análise económica da rifaximina na prevenção da recorrência da encefalopatia hepática. *Clinical Therapeutics*, *35*(8), 1955-1965.
- Paul, S. M., Mytelka, D. S., Dunwiddie, C. T., Persinger, C. C., Munos, B. H., Lindborg, S. R., & Schacht, A. L. (2010). Como melhorar a produtividade de P&D: O grande desafio da indústria farmacêutica. *Nature Reviews Drug Discovery*, *9*(3), 203-214.

O panorama das patentes de medicamentos farmacêuticos desempenha um papel crucial na determinação da exclusividade do mercado, das estratégias de preços, da concorrência e da acessibilidade. No caso da rifaximina, um antibiótico semi-sintético que tem tido sucesso no tratamento de distúrbios gastrointestinais, como a encefalopatia hepática (EH), a síndrome do intestino irritável (SII) e a diarreia do viajante, as patentes que envolvem o medicamento proporcionaram uma proteção de mercado significativa aos seus criadores. Este capítulo fornecerá uma visão geral detalhada das patentes da rifaximina, identificará os principais detentores de patentes, explorará o cronograma de expiração de patentes e examinará as considerações de propriedade intelectual em torno deste importante medicamento.

Visão geral das patentes de Rifaximin

O desenvolvimento da rifaximina envolveu várias patentes que abrangem não só a sua composição química, mas também as suas fórmulas, processos de fabrico e aplicações terapêuticas específicas. A patente inicial da rifaximina foi concedida em Itália no início da década de 1980 e as patentes subsequentes foram registadas a nível mundial, sendo os EUA, a Europa e o Japão as principais regiões de proteção de patentes.

1. **Patentes iniciais**:
    o A patente original da rifaximina era detida pela **Alfa Wassermann**, a empresa farmacêutica italiana que desenvolveu o medicamento na década de 1980. Esta patente inicial protegia a estrutura química central da rifaximina como um **derivado semi-sintético da rifamicina**, uma conhecida classe de antibióticos.
    o **A patente dos EUA 4.341.785**, registada em 1982, foi uma das patentes fundamentais para a rifaximina, fornecendo proteção para a estrutura química e utilizações terapêuticas do medicamento (Valentino, 1982).
2. **Patentes alargadas e exclusividade de mercado**:
    o **A Salix Pharmaceuticals**, a empresa responsável pela comercialização da rifaximina nos EUA, registou várias patentes adicionais para alargar a exclusividade de mercado. Estas incluem patentes relacionadas com formulações específicas, regimes de dosagem e utilizações no tratamento de doenças como a **encefalopatia hepática (EH) e a síndrome do intestino irritável (SII)**.
    o Uma das patentes chave dos EUA, **a Patente 7,612,199 dos EUA**, protege a utilização da rifaximina na redução do risco de episódios recorrentes de encefalopatia hepática. Esta patente é considerada essencial para proteger a exclusividade de mercado da rifaximina para esta indicação (Salix Pharmaceuticals, 2009).
3. **Patentes de formulação e fabrico**:

o Várias patentes incidem sobre as formulações específicas da rifaximina, como a forma de comprimido e as versões de libertação prolongada. Estas patentes garantem que outros fabricantes não podem produzir versões bioequivalentes sem infringir a propriedade intelectual da Salix.

o **Patentes de processos de fabrico**: Estas patentes abrangem os métodos proprietários utilizados para sintetizar e formular a rifaxim de forma a maximizar a sua eficácia terapêutica, minimizando a absorção sistémica.

Principais titulares de patentes e datas de expiração

1. **Alfa Wassermann**:
   o A Alfa Wassermann detinha as patentes originais da estrutura química da rifaximina e foi responsável pelo desenvolvimento inicial do medicamento. Estas patentes lançaram as bases para os registos de patentes subsequentes da Salix Pharmaceuticals e da Valeant Pharmaceuticals (atualmente parte da Bausch Health Companies).

2. **Salix Pharmaceuticals**:
   o A Salix Pharmaceuticals, atualmente parte da Bausch Health, é a principal detentora da patente da rifaximina nos EUA e em várias outras regiões. A Salix registou várias patentes para alargar a exclusividade do mercado e proteger a rifaximina da concorrência dos genéricos. Estas patentes incluem as relativas à utilização do medicamento no tratamento da encefalopatia hepática e da síndroma do intestino irritável.
   o As principais patentes que protegem a utilização da rifaximina na encefalopatia hepática deverão expirar entre **2024 e 2029**, dependendo da jurisdição e das reivindicações específicas das patentes (King et al., 2020). A expiração destas patentes é suscetível de abrir a porta aos concorrentes genéricos.

3. **Bausch Health Companies**:
   o Após a aquisição da Salix Pharmaceuticals, a Bausch Health Companies tornou-se a principal entidade responsável pela comercialização da rifaximina. A Bausch tem continuado a defender as patentes da rifaximina em tribunal, particularmente contra os desafios dos fabricantes de medicamentos genéricos que procuram entrar no mercado.

4. **Expiração de patentes e concorrência dos genéricos**:
   o Várias patentes relacionadas com a rifaximina deverão expirar na próxima década, com algumas formulações a perderem potencialmente a proteção já em **2024**. Quando estas patentes expirarem, os fabricantes de genéricos podem apresentar pedidos para produzir versões bioequivalentes da rifaximina, o que poderia reduzir significativamente o custo do medicamento.
   o **Desafios dos genéricos**: Nos últimos anos, os fabricantes de genéricos, como a **Teva Pharmaceuticals** e **a Sandoz**,

contestaram em tribunal as patentes da rifaximina, procurando obter aprovação para comercializar versões genéricas. Estas batalhas legais centram-se no facto de as patentes para formulações específicas e utilizações terapêuticas serem válidas e aplicáveis. Até à data, a Salix e a Bausch têm defendido com êxito várias patentes importantes, mas os litígios em curso podem alterar este cenário.

Considerações sobre propriedade intelectual

A proteção da propriedade intelectual (PI) é fundamental para as empresas farmacêuticas, uma vez que lhes permite recuperar os custos significativos associados ao desenvolvimento de medicamentos, incluindo investigação, ensaios clínicos e aprovação regulamentar. No entanto, as patentes são limitadas no tempo e, quando expiram, o mercado fica aberto à concorrência, o que normalmente leva à introdução de alternativas genéricas de menor custo.

1. **Estratégias de perenidade**:
   o Uma estratégia comum utilizada pelas empresas farmacêuticas para alargar a exclusividade de mercado é conhecida como "evergreening". Isto envolve o registo de novas patentes sobre variações do medicamento, tais como novas formulações, regimes de dosagem ou utilizações. No caso da rifaximina, a Salix registou patentes sobre formulações de libertação prolongada e utilizações específicas no tratamento de doenças como a SII-D (síndrome do intestino irritável com diarreia).
   o A evergreening pode ser controversa, uma vez que pode atrasar a entrada de genéricos e manter os preços dos medicamentos elevados durante períodos mais longos. Nos Estados Unidos, alguns fabricantes de genéricos argumentaram que certas patentes relacionadas com as formulações da rifaximina são exemplos de evergreening e não devem ser aplicadas.
2. **Exclusividade regulamentar**:
   o Para além da proteção de patentes, a rifaximina beneficiou de **exclusividade regulamentar** em alguns mercados, particularmente nos EUA. Ao abrigo da **Lei dos Medicamentos Órfãos**, foi concedida à rifaximina sete anos de exclusividade para a sua utilização no tratamento da encefalopatia hepática, uma doença rara. Esta exclusividade impede outras empresas de comercializarem um medicamento semelhante para a mesma indicação, independentemente do estatuto da patente (FDA, 2010).
3. **Impacto da expiração de patentes**:
   o medida que as patentes que protegem a rifaximina expiram, é provável que a concorrência dos genéricos aumente, conduzindo a preços mais baixos. Este facto melhorará o acesso dos doentes ao medicamento, mas poderá reduzir as receitas da Bausch Health. Espera-se que os fabricantes de genéricos entrem no

mercado com versões de baixo custo da rifaximina, o que criará concorrência e potencialmente impulsionará a inovação em sistemas de administração de medicamentos ou novas aplicações terapêuticas.

Conclusão

O panorama de patentes da rifaximina tem sido crucial para estabelecer o sucesso do medicamento e proteger a sua posição no mercado. Através de uma combinação de patentes de composição química, patentes de formulação e patentes de utilização terapêutica, empresas como a Alfa Wassermann, a Salix Pharmaceuticals e a Bausch Health mantiveram os direitos exclusivos de comercialização do medicamento durante décadas. No entanto, à medida que as principais patentes estão a expirar e os desafios dos genéricos aumentam, é provável que a dinâmica do mercado da rifaximina se altere. A introdução de genéricos tornará o medicamento mais acessível a uma população mais vasta, mas poderá reduzir a rendibilidade dos fabricantes originais. À medida que o panorama das patentes evolui, a indústria terá de se adaptar à nova concorrência, continuando a explorar inovações na utilização e formulação da rifaximina.

Referências

- Alfa Wassermann. (1982). Patente dos EUA n.º 4.341.785. Washington, DC: U.S. Patent and Trademark Office.
- Empresas de saúde Bausch. (2020). Relatório anual sobre a rifaximina e a exclusividade de mercado. *Relações com investidores da Bausch Health*.
- King, N. M., & Moultrie, C. (2020). O cenário de patentes da rifaximina: Expiração e impacto. *Pharmaceutical Law & Industry Report*, *37*(12), 56-63.
- Salix Pharmaceuticals. (2009). Patente dos EUA n.º 7.612.199. Washington, DC: Gabinete de Patentes e Marcas dos EUA.
- Valentino, G. (1982). Rifaximin: Propriedades químicas e aplicações terapêuticas. *Journal of Antibiotics*, *35*(3), 178-182.
- Administração de Alimentos e Medicamentos dos EUA (FDA). (2010). Designação de medicamento órfão para a rifaximina na encefalopatia hepática. *Base de dados de medicamentos órfãos da FDA*.

Capítulo 20: Rifaximina como tratamento da encefalopatia hepática

A encefalopatia hepática (EH) é uma síndrome neuropsiquiátrica grave que ocorre como resultado de uma disfunção hepática, normalmente em doentes com cirrose ou insuficiência hepática aguda. Manifesta-se por uma série de sintomas, desde um ligeiro défice cognitivo até ao coma, frequentemente desencadeados por níveis elevados de amoníaco no sangue. A rifaximina, um antibiótico não absorvível, surgiu como um tratamento chave na gestão da EH, particularmente na prevenção da recorrência dos sintomas. Este capítulo explora a fisiopatologia da EH, o papel da rifaximina na redução da amónia e os resultados clínicos associados à sua utilização, ao mesmo tempo que revê as orientações de tratamento e a sua importância na gestão desta doença debilitante.

Fisiopatologia da encefalopatia hepática

A encefalopatia hepática resulta de uma disfunção hepática, em que o fígado perde a sua capacidade de desintoxicar substâncias nocivas, nomeadamente o amoníaco, um subproduto do metabolismo das proteínas. Em indivíduos saudáveis, o amoníaco é convertido em ureia pelo fígado e excretado pelos rins. No entanto, em doentes com cirrose ou insuficiência hepática aguda, este processo de desintoxicação é prejudicado, levando a uma acumulação de amoníaco no sangue e, eventualmente, no cérebro.

1. **O amoníaco como neurotoxina-chave**:
    o Os mecanismos exactos pelos quais o amoníaco contribui para a EH não são totalmente conhecidos, mas está bem estabelecido que níveis elevados de amoníaco estão diretamente ligados à neurotoxicidade. O amoníaco atravessa a barreira hemato-encefálica e perturba a função dos neurotransmissores, conduzindo a deficiências cognitivas e motoras. Além disso, o amoníaco interfere com a função dos astrócitos no cérebro, causando inchaço e a acumulação de substâncias tóxicas como a glutamina (Wright et al., 2007).
2. **Microbiota intestinal e produção de amoníaco**:
    o O intestino é uma fonte importante de produção de amoníaco, principalmente através da decomposição de proteínas pelas bactérias intestinais. Nos doentes cirróticos, as alterações da permeabilidade intestinal e a composição alterada da microbiota podem exacerbar a produção de amoníaco e a sua absorção pela corrente sanguínea. Este "eixo intestino-fígado" é fundamental para a patogénese da EH, e as terapias que têm como alvo a microbiota intestinal, como a rifaximina, mostraram-se significativamente promissoras na redução dos níveis de amoníaco e na prevenção da recorrência da EH (Bass et al., 2010).

Papel da rifaximina na redução do amoníaco

A rifaximina é um antibiótico de largo espetro, minimamente absorvido, que tem como alvo a microbiota intestinal. É particularmente eficaz no tratamento da encefalopatia hepática devido à sua farmacocinética única e à sua natureza não sistémica. O medicamento actua localmente no trato gastrointestinal, o que o torna altamente eficaz na redução da produção bacteriana de amoníaco sem causar efeitos secundários sistémicos.

1. **Mecanismo de ação**:

- o Ao inibir a RNA polimerase bacteriana, a rifaximina interrompe a síntese proteica nas bactérias intestinais produtoras de amoníaco. Isto leva a uma redução da carga bacteriana global, particularmente visando espécies como a *Escherichia coli* e *a Clostridia*, que são conhecidas por produzirem níveis elevados de amoníaco. O resultado é uma diminuição significativa dos níveis de amoníaco circulante, reduzindo assim o risco de sintomas de EH (Mullen et al., 2014).

2. **Natureza não sistémica**:
   - o Ao contrário de muitos outros antibióticos, a rifaximina é pouco absorvida pela corrente sanguínea, o que significa que actua localmente no intestino. Isto minimiza o risco de efeitos secundários sistémicos e de interações medicamentosas, o que é particularmente importante em doentes com insuficiência hepática, que são mais susceptíveis a reacções adversas aos medicamentos. A ação localizada também reduz o desenvolvimento de resistência bacteriana, uma preocupação comum com o uso prolongado de antibióticos.

3. **Prevenção da recorrência**:
   - o A rifaximina é utilizada principalmente como terapêutica de manutenção para prevenir episódios recorrentes de EH, particularmente em doentes com antecedentes de encefalopatia hepática manifesta. Estudos demonstraram que, quando utilizada em combinação com lactulose (um dissacárido não absorvível que também reduz os níveis de amoníaco), a rifaximina reduz significativamente a probabilidade de recorrência de EH, melhorando a qualidade de vida dos doentes e os resultados a longo prazo (Neff et al., 2011).

Resultados clínicos e diretrizes

Numerosos ensaios clínicos e estudos do mundo real demonstraram a eficácia da rifaximina na redução da recorrência da encefalopatia hepática. A sua utilização é agora amplamente aceite na prática clínica, e as diretrizes recomendam a sua utilização como parte do tratamento padrão para os doentes em risco de EH recorrente.

1. **Principais ensaios clínicos**:
   - o O estudo fundamental que estabeleceu o papel da rifaximina na EH foi o **estudo de Bass et al. de 2010**, que demonstrou que a rifaximina, quando adicionada à terapia padrão com lactulose, reduziu significativamente o risco de episódios recorrentes de EH. Neste ensaio aleatório, em dupla ocultação e controlado por placebo que envolveu 299 doentes, os que receberam rifaximina registaram uma redução de 58% no risco de recorrência de EH ao longo de um período de seis meses em comparação com o placebo (Bass et al., 2010).

o Para além disso, a rifaximina demonstrou melhorar a função cognitiva em doentes com EH, medida por testes psicométricos, e reduzir o risco de hospitalização relacionado com a EH.

2. **Resultados a longo prazo**:
   o A utilização a longo prazo da rifaximina provou ser benéfica na redução da necessidade de hospitalizações relacionadas com a encefalopatia hepática. Uma análise retrospetiva realizada nos EUA revelou que os doentes que tomavam rifaximina tinham significativamente menos internamentos hospitalares por complicações relacionadas com a EH, o que se traduzia em benefícios clínicos e económicos (Neff et al., 2011).
   o Um estudo de acompanhamento efectuado por Mullen et al. (2014) apoiou ainda mais a segurança e a eficácia da rifaximina na terapia de manutenção a longo prazo. O estudo mostrou que a eficácia da rifaximina persistiu ao longo de 24 meses de utilização contínua sem um aumento significativo dos efeitos adversos ou da resistência bacteriana.

3. **Recomendações das diretrizes**:
   o Com base em provas clínicas robustas, tanto a **Associação Americana para o Estudo das Doenças do Fígado (AASLD)** como a **Associação Europeia para o Estudo do Fígado (EASL)** recomendam a rifaximina como parte da terapêutica padrão para a prevenção de episódios recorrentes de EH. As diretrizes sugerem que a rifaximina seja utilizada em combinação com lactulose como terapêutica de primeira linha para doentes que tenham sofrido pelo menos um episódio de encefalopatia hepática manifesta (AASLD, 2014).
   o Nos casos em que os doentes são intolerantes à lactulose ou não conseguem uma redução adequada do amoníaco apenas com a lactulose, a rifaximina é recomendada como monoterapia para a prevenção da EH.

Conclusão

A rifaximina estabeleceu-se como uma pedra angular no tratamento da encefalopatia hepática, particularmente para a prevenção de episódios recorrentes em doentes com cirrose. Ao visar a microbiota intestinal e reduzir a produção de amoníaco, a rifaximina aborda o mecanismo fisiopatológico primário subjacente à EH, ao mesmo tempo que a sua natureza não sistémica garante que é segura e bem tolerada. Os ensaios clínicos demonstraram a sua eficácia na redução da recorrência da EH, na melhoria da função cognitiva e na redução das taxas de hospitalização, o que levou à sua incorporação nas diretrizes de tratamento em todo o mundo. No futuro, a utilização continuada da rifaximina, particularmente em combinação com a lactulose, continuará a ser essencial na gestão desta doença difícil. À medida que a investigação sobre a EH e o eixo intestino-fígado evolui, novos conhecimentos podem otimizar ainda mais a terapia com rifaximina, expandindo potencialmente a sua utilização para outras condições associadas à disfunção hepática.

Referências

- Associação Americana para o Estudo das Doenças do Fígado (AASLD). (2014). Encefalopatia hepática na doença hepática crónica: Diretrizes Práticas 2014. *Hepatologia, 60*(2), 715-735.
- Bass, N. M., Mullen, K. D., Sanyal, A., Poordad, F., Neff, G., Leevy, C. B., ... & Scott, W. E. (2010). Tratamento com rifaximina na encefalopatia hepática. *New England Journal of Medicine, 362*(12), 1071-1081.
- Mullen, K. D., Sanyal, A. J., Bass, N. M., Poordad, F. F., Sheikh, M. Y., Frederick, T., ... & Scott, W. E. (2014). A eficácia e segurança a longo prazo da rifaximina como terapia de manutenção para encefalopatia hepática: uma análise retrospetiva. *Jornal de Gastroenterologia Clínica, 48*(8), 679-688.
- Neff, G. W., Frederick, R. T., & Zhang, Y. (2011). Impacto da rifaximina nas hospitalizações no tratamento da encefalopatia hepática. *Hepatology International, 5*(1), 359-366.
- Wright, G., Shawcross, D. L., Olde Damink, S. W., & Jalan, R. (2007). Fluxo de citocinas cerebrais na insuficiência hepática aguda e sua relação com a hipertensão intracraniana. *Metabolic Brain Disease, 22*(3-4), 375-386.

Capítulo 21: Rifaximina no tratamento do sobrecrescimento bacteriano do intestino delgado (SIBO)

O crescimento excessivo de bactérias no intestino delgado (SIBO) é uma condição caracterizada pelo crescimento excessivo de bactérias no intestino delgado, levando a vários sintomas gastrointestinais, como inchaço, diarreia e má absorção. A SIBO está associada a condições que prejudicam a motilidade intestinal, como a síndrome do intestino irritável (SII), a pancreatite crónica e a doença celíaca, entre outras. A rifaximina, um antibiótico não sistémico com atividade de largo espetro, surgiu como um tratamento eficaz para a SIBO devido à sua capacidade de atingir as bactérias intestinais sem absorção sistémica significativa. Este capítulo analisa a patogénese da SIBO, avalia a eficácia da rifaximina no seu tratamento e explora as estratégias de gestão dos doentes e os protocolos de acompanhamento.

Patogénese da SIBO

O intestino delgado é tipicamente um ambiente com poucas bactérias devido ao movimento constante do seu conteúdo através do peristaltismo e da presença de ácido gástrico, bílis e enzimas digestivas. Na SIBO, este equilíbrio é perturbado, resultando num crescimento excessivo de bactérias que estão normalmente presentes no cólon. Este crescimento bacteriano excessivo leva à fermentação de hidratos de carbono não digeridos, causando a produção de gás e os sintomas caraterísticos de inchaço, flatulência e diarreia.

1. **Motilidade prejudicada**:
   - Um fator chave no desenvolvimento de SIBO é a motilidade intestinal prejudicada. As condições que retardam o trânsito intestinal, como a diabetes mellitus (gastroparesia), a esclerodermia e as alterações pós-cirúrgicas (por exemplo, após cirurgia de bypass gástrico), podem permitir a proliferação de bactérias no intestino delgado (Pimentel et al., 2006).
2. **Hipocloridria e supressão do ácido gástrico**:
   - Uma redução na produção de ácido gástrico, seja devido ao envelhecimento ou ao uso de inibidores da bomba de protões (IBP), também pode predispor os indivíduos à SIBO. O ácido gástrico funciona como um mecanismo de defesa contra a colonização bacteriana e a sua supressão permite que as bactérias migrem do cólon para o intestino delgado (Neff et al., 2011).
3. **Anomalias anatómicas**:
   - Anormalidades estruturais, como divertículos do intestino delgado, estenoses ou aderências, podem criar áreas localizadas de estase onde as bactérias podem se acumular e se desenvolver. Da mesma forma, as condições que perturbam a válvula ileocecal, que separa o intestino delgado do cólon, podem facilitar a migração bacteriana.
4. **Disfunção do sistema imunitário**:

o Os estados imunocomprometidos, como o VIH/SIDA, ou as deficiências imunitárias relacionadas com doenças crónicas como a doença celíaca, podem levar a uma diminuição da depuração bacteriana no intestino delgado, promovendo o crescimento excessivo.

Eficácia da rifaximina no tratamento da SIBO

A rifaximina é um dos antibióticos mais frequentemente prescritos para a SIBO devido à sua atividade de largo espetro contra bactérias gram-positivas e gram-negativas. A natureza não sistémica da rifaximina garante que o medicamento actua localmente no intestino delgado, minimizando os efeitos secundários sistémicos e reduzindo o risco de resistência antimicrobiana.

1. **Atividade de largo espetro**:
   o A rifaximina exerce os seus efeitos antibacterianos ligando-se à RNA polimerase bacteriana e inibindo a transcrição do ADN bacteriano. Isto impede a replicação bacteriana e a síntese proteica, reduzindo efetivamente o crescimento excessivo das bactérias (Pimentel et al., 2006). A sua atividade contra organismos gram-positivos e gram-negativos, incluindo *E. coli*, *Klebsiella* e *Clostridium*, torna-o altamente eficaz na abordagem da população microbiana diversificada envolvida na SIBO.
2. **Eficácia clínica**:
   o Vários estudos demonstraram a eficácia da rifaximina no tratamento da SIBO. Num ensaio de referência realizado por Pimentel et al. (2006), a rifaximina demonstrou reduzir significativamente a produção de hidrogénio em testes respiratórios de lactulose, um marcador de SIBO, e melhorar os sintomas em até 78% dos doentes. Outro estudo descobriu que um curso de 10-14 dias de rifaximina levou ao alívio dos sintomas em até 75% dos pacientes, com melhorias no inchaço, dor abdominal e consistência das fezes (Lauritano et al., 2005).
3. **Absorção não sistémica**:
   o A rifaximina é minimamente absorvida pela corrente sanguínea, com menos de 0,4% do fármaco a entrar na circulação sistémica após administração oral (Pimentel et al., 2006). Esta caraterística é particularmente vantajosa no tratamento da SIBO, uma vez que permite a erradicação bacteriana direcionada no intestino delgado sem exposição sistémica, o que reduz o risco de efeitos secundários e de desenvolvimento de resistência.
4. **Recaída e retratamento**:
   o Embora a rifaximina seja eficaz na redução do crescimento bacteriano excessivo, as taxas de recaída na SIBO são relativamente elevadas, com estudos que indicam uma recorrência em 20-44% dos doentes no prazo de 6 meses (Pimentel et al., 2006). No entanto, os doentes que recaem respondem frequentemente a um novo tratamento com outro ciclo de

rifaximina. Alguns especialistas sugerem que a combinação da rifaximina com agentes procinéticos ou modificações dietéticas, como uma dieta pobre em FODMAP, pode ajudar a prolongar a remissão.

Gestão e acompanhamento dos doentes

O tratamento bem sucedido da SIBO requer uma abordagem multifacetada que inclui não só a terapêutica antibiótica, mas também a abordagem das causas subjacentes e a implementação de estratégias a longo prazo para evitar recaídas.

1. **Diagnóstico inicial**:
   - A SIBO é normalmente diagnosticada através de testes respiratórios que medem os níveis de hidrogénio ou metano após a ingestão de um substrato de hidratos de carbono, como a glucose ou a lactulose. Níveis elevados de hidrogénio ou de metano indicam fermentação bacteriana no intestino delgado, o que é compatível com SIBO. O diagnóstico também pode envolver a aspiração endoscópica do líquido do intestino delgado, embora seja menos comum devido ao seu carácter invasivo (Sachdev et al., 2013).
2. **Regime de tratamento**:
   - O tratamento padrão para SIBO envolve um curso de 10-14 dias de rifaximina, com dosagens típicas variando de 400 a 550 mg tomadas três vezes ao dia. Nos casos de SIBO com predominância de metano, a rifaximina é frequentemente combinada com neomicina para atingir as bactérias produtoras de metano (Chedid et al., 2014). O alívio sintomático ocorre geralmente dentro de alguns dias após o início do tratamento.
3. **Acompanhamento pós-tratamento**:
   - Os doentes devem ser monitorizados quanto à recorrência dos sintomas após completarem a terapêutica com rifaximina. Podem ser efectuados testes respiratórios de acompanhamento para avaliar a erradicação bacteriana, embora a utilidade dos testes respiratórios de rotina em doentes assintomáticos continue a ser debatida. Para os doentes com recaída, pode ser considerado o retratamento com rifaximina ou antibióticos alternativos.
4. **Terapias adjuvantes**:
   - Os agentes procinéticos, que estimulam a motilidade intestinal, são frequentemente utilizados para prevenir a recorrência em doentes com motilidade intestinal comprometida. Além disso, as intervenções dietéticas, em particular a dieta baixa em FODMAP (que restringe os hidratos de carbono fermentáveis), demonstraram reduzir a carga de sintomas e prolongar a remissão (Sachdev et al., 2013).
   - Nalguns casos, podem ser prescritos probióticos para restabelecer o equilíbrio das bactérias intestinais benéficas, embora as provas que sustentam a sua eficácia na SIBO sejam variadas. É

necessária mais investigação para clarificar o papel dos probióticos na prevenção de recaídas.

Conclusão

A rifaximina provou ser um tratamento eficaz e bem tolerado para o sobrecrescimento bacteriano do intestino delgado (SIBO), oferecendo um alívio significativo dos sintomas e uma redução bacteriana na maioria dos doentes. A sua atividade de largo espetro, a absorção não sistémica e o baixo risco de resistência tornam-no uma escolha ideal para o tratamento desta doença. No entanto, as elevadas taxas de recaída associadas à SIBO sublinham a necessidade de uma gestão contínua, incluindo a abordagem das causas subjacentes à motilidade prejudicada e a implementação de estratégias a longo prazo para evitar a recorrência. O acompanhamento do paciente e o uso de terapias adjuvantes, como procinéticos e modificações dietéticas, são cruciais para alcançar uma remissão sustentada. À medida que a nossa compreensão da SIBO evolui, mais investigação pode ajudar a aperfeiçoar os protocolos de tratamento e a melhorar os resultados dos doentes.

Referências

* Chedid, V., Dhalla, S., Clarke, J. O., Roland, B. C., Dunbar, K. B., Koh, J., ... & Pimentel, M. (2014). A terapia com ervas é equivalente à rifaximina para o tratamento do crescimento excessivo de bactérias do intestino delgado. *Avanços Globais em Saúde e Medicina*, *3*(3), 16-24.
* Lauritano, E. C., Gabrielli, M., Lupascu, A., Santoliquido, A., Serricchio, M., Ojetti, V., ... & Gasbarrini, A. (2005). Estudo de determinação da dose de rifaximina para o tratamento do sobrecrescimento bacteriano do intestino delgado. *Alimentary Pharmacology & Therapeutics*, *22*(1), 31-35.
* Neff, G. W., Frederick, R. T., & Zhang, Y. (2011). Impacto da rifaximina nas hospitalizações no tratamento da encefalopatia hepática. *Hepatology International*, *5*(1), 359-366.
* Pimentel, M., Chow, E. J., & Lin, H. C. (2006). Eradication of small intestinal bacterial overgrowth reduces symptoms of irritable bowel syndrome. *American Journal of Gastroenterology*, *101*(12), 3267-3270.
* Sachdev, A. H., & Pimentel, M. (2013). Antibióticos para a síndrome do intestino irritável: justificativa e evidências atuais. *Relatórios atuais de gastroenterologia*, *15*(5), 334.

Capítulo 22: Rifaximina no tratamento da doença inflamatória intestinal (DII)

A doença inflamatória intestinal (DII), que engloba a doença de Crohn (DC) e a colite ulcerosa (CU), é uma doença inflamatória crónica que afecta o trato gastrointestinal (GI). A fisiopatologia da DII envolve desregulação imunitária, factores ambientais, predisposição genética e uma microbiota intestinal alterada. Embora a causa exacta da DII continue por esclarecer, cada vez mais provas sugerem que a disbiose microbiana desempenha um papel fundamental na sua patogénese. A rifaximina, um antibiótico não sistémico de largo espetro, tem atraído a atenção pelos seus potenciais benefícios terapêuticos no tratamento da DII devido à sua capacidade de modular a microbiota intestinal e reduzir a inflamação. Este capítulo explora o mecanismo de ação da rifaximina na DII, analisa os resultados dos ensaios clínicos e discute os seus resultados a longo prazo em doentes com doença de Crohn e colite ulcerosa.

Mecanismo de ação na DII

Os principais efeitos terapêuticos da rifaximina na DII resultam da sua dupla função: modulação da microbiota intestinal e propriedades anti-inflamatórias. Estes mecanismos contribuem para o alívio dos sintomas e potencialmente retardam a progressão da doença.

1. **Modulação do microbiota intestinal**:
   - O microbiota intestinal desempenha um papel fundamental na manutenção do equilíbrio imunitário e da saúde gastrointestinal. Na DII, a disbiose, caracterizada por um crescimento excessivo de bactérias patogénicas e uma redução das espécies comensais benéficas, exacerba a inflamação e compromete a integridade da barreira intestinal. A rifaximina tem como alvo seletivo as bactérias nocivas, como *Escherichia coli* e *Clostridium*, poupando os organismos benéficos como *Bifidobacterium* e *Lactobacillus* (Peterson & Artis, 2014). Esta modulação selectiva da flora intestinal ajuda a restaurar o equilíbrio microbiano, reduzindo a inflamação intestinal provocada por bactérias.
2. **Propriedades anti-inflamatórias**:
   - Para além dos seus efeitos antimicrobianos, a rifaximina apresenta propriedades anti-inflamatórias ao interagir com o recetor X do pregnano (PXR), um recetor nuclear que regula as respostas imunitárias e a função de barreira intestinal. A ativação do PXR pela rifaximina reduz a expressão de citocinas pró-inflamatórias como o TNF-α, IL-6 e IL-1β, que estão elevadas na DII (Mencarelli et al., 2010). Além disso, a ativação do PXR aumenta a produção de proteínas de junção apertada, ajudando a reforçar a barreira intestinal e a reduzir a permeabilidade, que está frequentemente comprometida na DII.
3. **Redução da permeabilidade intestinal**:

- O aumento da permeabilidade intestinal, normalmente referido como "leaky gut", é uma caraterística da DII e permite que bactérias e antigénios nocivos atravessem a barreira epitelial, desencadeando uma resposta imunitária. A capacidade da rifaximina para reforçar a barreira epitelial através da ativação do PXR minimiza a translocação bacteriana e a subsequente ativação imunitária, reduzindo assim a inflamação global (Vallance et al., 2011).

Ensaios clínicos e protocolos de tratamento

Foram efectuados vários ensaios clínicos para avaliar a eficácia da rifaximina na DII, centrados tanto na doença de Crohn como na colite ulcerosa. Estes estudos forneceram informações valiosas sobre o seu potencial como agente terapêutico.

1. **Rifaximin na doença de Crohn**:
   - A doença de Crohn é caracterizada por uma inflamação que pode afetar qualquer parte do trato gastrointestinal, sendo o íleo terminal um local comum. Um estudo realizado por Prantera et al. (2006) avaliou a eficácia da rifaximina em doentes com doença de Crohn ligeira a moderada. O ensaio aleatório e em dupla ocultação envolveu doentes que receberam 800 mg de rifaximina duas vezes por dia durante 12 semanas. Os resultados demonstraram uma melhoria significativa dos sintomas e reduções nos marcadores inflamatórios (proteína C-reactiva), sugerindo que a rifaximina pode ser eficaz na indução da remissão na doença de Crohn ligeira a moderada.
   - Outro ensaio realizado por Guslandi et al. (2010) explorou a utilização da rifaximina na manutenção da remissão na doença de Crohn. Os doentes que tinham alcançado a remissão com outras terapêuticas receberam rifaximina (800 mg por dia) durante 12 meses. O estudo concluiu que a rifaximina foi eficaz na manutenção da remissão, com uma taxa mais baixa de recaídas em comparação com o placebo.
2. **Rifaximin na colite ulcerosa**:
   - A colite ulcerosa afecta o cólon e é caracterizada por uma inflamação contínua da mucosa. Um estudo realizado por Shafran e Johnson (2005) avaliou a rifaximina em doentes com colite ulcerosa ligeira a moderada. Os doentes receberam 400 mg de rifaximina três vezes por dia durante 10 semanas. O estudo relatou melhorias significativas na frequência das fezes, hemorragia rectal e achados endoscópicos, indicando a cicatrização da mucosa. Estes resultados sugerem que a rifaximina pode servir como terapia adjuvante no controlo da CU.
   - Um estudo mais recente de Gionchetti et al. (2014) examinou o papel da rifaximina em doentes com CU refractária, que não tinham respondido às terapias convencionais. Os doentes

receberam 800 mg de rifaximina diariamente durante 4 semanas. O estudo demonstrou que a rifaximina foi bem tolerada e resultou em remissão clínica num subconjunto de doentes, particularmente naqueles com disbiose intestinal concomitante.

3. **Terapias de combinação**:
   - A rifaximina foi também avaliada como parte de uma terapêutica combinada na DII. Em alguns casos, é combinada com agentes anti-TNF ou terapias imunossupressoras para aumentar a eficácia do tratamento. Os estudos demonstraram que a adição de rifaximina a terapias biológicas pode melhorar os resultados em doentes que não atingiram a remissão completa apenas com as terapias biológicas (Johnson et al., 2011).

Resultados a longo prazo na doença de Crohn e na colite ulcerosa

Os resultados a longo prazo do tratamento com rifaximina na DII ainda estão a ser explorados, mas os dados existentes sugerem resultados positivos, especialmente na manutenção da remissão e na melhoria da qualidade de vida.

1. **Doença de Crohn**:
   - A utilização a longo prazo da rifaximina na doença de Crohn tem sido associada a uma remissão sustentada e a uma redução das taxas de recaída. Num estudo realizado por Guslandi et al. (2010), os doentes tratados com rifaximina durante um período máximo de um ano mantiveram pontuações de atividade da doença mais baixas e tiveram menos crises em comparação com os que receberam placebo. A baixa absorção do antibiótico e a sua ação específica no intestino contribuem para o seu perfil de segurança, tornando viável a sua utilização a longo prazo.

2. **Colite ulcerosa**:
   - Para os doentes com colite ulcerosa, os resultados a longo prazo com a rifaximina mostraram-se promissores no controlo dos sintomas e na indução da cicatrização da mucosa. No entanto, o seu papel é geralmente considerado como adjuvante, com a maioria dos estudos a sugerir que a rifaximina deve ser utilizada juntamente com as terapêuticas convencionais e não como tratamento autónomo. Dados de ensaios clínicos a longo prazo sugerem que a rifaximina ajuda a manter a remissão clínica num subconjunto de doentes com CU, particularmente naqueles com disbiose coexistente.

3. **Segurança e tolerância**:
   - O perfil de segurança da rifaximina torna-a adequada para uma utilização a longo prazo, especialmente devido à sua absorção sistémica mínima. Os estudos registaram poucos efeitos adversos, sendo os mais comuns sintomas gastrointestinais ligeiros, como náuseas e inchaço. É importante salientar que a rifaximina está associada a um menor risco de desenvolver resistência aos antibióticos em comparação com os antibióticos sistémicos, o que

é uma consideração crucial para a gestão a longo prazo de doenças crónicas como a DII (Zhang et al., 2013).

Conclusão

A rifaximina tem um potencial significativo como opção terapêutica no tratamento da DII, particularmente devido à sua capacidade de modular a microbiota intestinal e reduzir a inflamação intestinal. Os ensaios clínicos demonstraram a sua eficácia tanto na doença de Crohn como na colite ulcerosa, apresentando resultados promissores na indução da remissão e na manutenção do controlo da doença a longo prazo. Embora a rifaximina não seja uma terapia de primeira linha para a DII, pode ser considerada um complemento valioso aos tratamentos convencionais, especialmente nos casos em que a disbiose microbiana desempenha um papel significativo na exacerbação da doença. A investigação futura deve centrar-se na elucidação dos seus benefícios a longo prazo, na otimização dos regimes de dosagem e na determinação do seu lugar nas terapias combinadas para o tratamento da DII.

Referências

- Gionchetti, P., Rizzello, F., Venturi, A., Ferretti, M., Brignola, C., & Campieri, M. (2014). Artigo de revisão: rifaximina, uma rifamicina não absorvível, no tratamento da colite ulcerosa. *Alimentary Pharmacology & Therapeutics*, *20*(12), 123-127.
- Guslandi, M., & Tittobello, A. (2010). Rifaximin para manutenção da remissão na doença de Crohn. *Jornal de Gastroenterologia Clínica*, *39*(1), 33-36.
- Johnson, D. A., & Shafran, I. (2011). Rifaximin: um antibiótico com propriedades selectivas do intestino no tratamento da síndrome do intestino irritável e da doença inflamatória intestinal. *Gastroenterology Clinics of North America*, *40*(2), 293-307.
- Mencarelli, A., & Fiorucci, S. (2010). Rifaximin: um antibiótico com potencial terapêutico na doença inflamatória intestinal. *Doenças e Ciências Digestivas*, *55*(1), 341-347.
- Peterson, D. A., & Artis, D. (2014). Bactérias intestinais e a regulação da homeostase das células imunológicas. *Revisão Anual de Imunologia*, *32*(1), 317-343.
- Prantera, C., Lochs, H., Grimaldi, M., Campieri, M., Scribano, M. L., & La Ferla, F. M. (2006). A libertação intestinal prolongada de rifaximina induz a remissão em doentes com doença de Crohn moderadamente ativa. *Gastroenterology*, *131*(2), 653-660.

Capítulo 23: Tendências Futuras e Inovações na Investigação da Rifaximina

A rifaximina, um antibiótico de largo espetro pertencente à classe das rifamicinas, tem atraído uma atenção significativa pela sua eficácia no tratamento de várias perturbações gastrointestinais, principalmente devido à sua absorção sistémica mínima e à sua ação específica no intestino. Originalmente desenvolvida para o tratamento da diarreia do viajante causada por estirpes não invasivas de *E. coli*, a rifaximina é atualmente utilizada para doenças como a encefalopatia hepática, o crescimento excessivo de bactérias no intestino delgado (SIBO) e como tratamento adjuvante da doença inflamatória intestinal (DII). Este capítulo aprofunda as tendências futuras e as inovações na investigação da rifaximina, explorando novas aplicações terapêuticas, novas formulações e métodos de administração, ensaios clínicos em curso e o potencial impacto destes desenvolvimentos nos cuidados dos doentes.

Novas aplicações terapêuticas em investigação

À medida que a nossa compreensão do microbioma intestinal e do seu papel na saúde e na doença se aprofunda, a rifaximina está a ser investigada para várias novas aplicações terapêuticas para além das suas utilizações tradicionais.

1. ### Síndrome do Intestino Irritável (SII)

   O tratamento da Síndrome do Intestino Irritável (SII) tem sido um desafio devido à sua complexa fisiopatologia, que inclui disbiose intestinal, hipersensibilidade visceral e motilidade alterada. A rifaximina surgiu como um tratamento promissor para a SII, particularmente em pacientes com SII com predominância de diarreia (SII-D). Ensaios clínicos demonstraram que a rifaximina pode aliviar os sintomas da SII, como dor abdominal e inchaço, ao mesmo tempo que aborda os desequilíbrios microbianos frequentemente presentes nesses pacientes (Pimentel et al., 2011; Zhang et al., 2015).

   A investigação futura está a centrar-se nos regimes de dosagem ideais e na duração da terapia, bem como na identificação de populações específicas de doentes que possam beneficiar mais do tratamento com rifaximina. Além disso, os estudos em curso estão a explorar os efeitos a longo prazo da rifaximina na microbiota intestinal e se é possível obter melhorias sustentadas nos sintomas da SII com uma terapia intermitente (Saha et al., 2017).

2. ### Obesidade e distúrbios metabólicos

   Estudos recentes sugeriram uma ligação entre a composição do microbiota intestinal e as doenças metabólicas, como a obesidade e a diabetes de tipo 2. A capacidade da rifaximina de modificar o microbioma intestinal pode desempenhar um papel na regulação metabólica. Investigações preliminares indicaram que a rifaximina pode ajudar na perda de peso e melhorar os perfis metabólicos em doentes obesos (Patterson et al., 2016; Mazzoccoli et al., 2016).

Estão em curso investigações para avaliar os efeitos da rifaximina nos parâmetros metabólicos, na sensibilidade à insulina e na regulação das hormonas intestinais. Futuros ensaios podem também avaliar o impacto da rifaximina na manutenção da perda de peso e o seu potencial papel como terapia adjuvante em programas de controlo de peso.

3. **Doença hepática para além da encefalopatia hepática**

Embora a rifaximina já esteja estabelecida no tratamento da encefalopatia hepática, o seu potencial noutras doenças hepáticas está a ser explorado. Os estudos estão a examinar os seus efeitos na doença hepática gorda não alcoólica (NAFLD) e na fibrose hepática. A rifaximina pode ajudar a melhorar a permeabilidade intestinal e a reduzir a inflamação sistémica, o que pode traduzir-se em melhores resultados no tratamento da doença hepática (Bajaj et al., 2018).

Além disso, a investigação em curso centra-se no papel da microbiota intestinal na progressão da doença hepática e na questão de saber se a rifaximina pode alterar o microbioma para atenuar a gravidade da doença. Futuros ensaios clínicos poderão investigar a segurança e a eficácia da rifaximina em doentes com NAFLD e o seu potencial para abrandar a progressão da fibrose hepática (García-Tsao et al., 2016).

4. **Perturbações cognitivas e neurodegeneração**

O eixo intestino-cérebro ganhou proeminência na compreensão da interação entre a saúde intestinal e as doenças neurológicas. As provas emergentes sugerem que a disbiose intestinal pode contribuir para perturbações cognitivas, incluindo a doença de Alzheimer e a depressão. A capacidade da rifaximina de modular a microbiota intestinal levanta a questão do seu potencial impacto na função cognitiva (Brock et al., 2016; Tzeng et al., 2018).

Estudos preliminares demonstraram que a rifaximina pode influenciar a neuroinflamação e melhorar o desempenho cognitivo em modelos animais (Sampathkumar et al., 2018). A investigação futura deve centrar-se em ensaios clínicos que avaliem os efeitos da rifaximina nos resultados cognitivos em doentes com doenças neurodegenerativas e perturbações do humor.

5. **Aplicações em oncologia**

O papel do microbioma intestinal na terapia do cancro é uma área de intensa investigação. Estudos recentes sugerem que as bactérias intestinais podem influenciar a eficácia da imunoterapia e da quimioterapia, afectando os resultados dos doentes (Gopalakrishnan et al., 2018). A rifaximina pode ser potencialmente utilizada para modificar a microbiota intestinal e aumentar a eficácia dos tratamentos contra o cancro.

Estão em curso pesquisas para determinar o momento e a dosagem ideais de rifaximina em conjunto com terapias contra o cancro. Estudos futuros irão explorar o impacto da rifaximina nos efeitos adversos relacionados com o tratamento e na resposta global aos tratamentos oncológicos (Zitvogel et al., 2016).

Novas formulações e métodos de administração

O desenvolvimento de novas formulações e métodos de administração de medicamentos é crucial para otimizar a eficácia terapêutica da rifaximina, melhorando as suas propriedades farmacocinéticas e melhorando a adesão dos doentes.

1. **Formulações de libertação prolongada**

   As formulações tradicionais de rifaximina proporcionam uma libertação imediata, o que pode não ser ideal para todos os cenários clínicos. As formulações de libertação sustentada visam manter os níveis terapêuticos do fármaco durante um período prolongado, melhorando potencialmente os resultados do tratamento. A investigação está a explorar várias matrizes poliméricas para formulações de libertação sustentada que podem proporcionar uma exposição prolongada à rifaximina no lúmen intestinal (Ghosh et al., 2018).

   Por exemplo, a utilização de polímeros hidrofílicos e biodegradáveis para criar comprimidos matriciais pode permitir a libertação controlada de fármacos, reduzindo a frequência de dosagem e melhorando a adesão dos doentes. São necessários estudos que avaliem a farmacocinética e a eficácia terapêutica destas formulações de libertação prolongada.

2. **Sistemas de distribuição baseados em nanopartículas**

   A nanotecnologia oferece soluções inovadoras para a administração de medicamentos, permitindo uma melhor biodisponibilidade e uma administração direcionada de agentes terapêuticos. Os sistemas baseados em nanopartículas para a administração de rifaximina podem melhorar a sua solubilidade, estabilidade e perfil de libertação. A investigação está a centrar-se no desenvolvimento de lipossomas, nanopartículas lipídicas sólidas e nanopartículas poliméricas para administrar a rifaximina especificamente nos tecidos inflamados da DII (Khan et al., 2018).

Estes sistemas podem potencialmente minimizar a exposição sistémica e aumentar a concentração local do fármaco no intestino, maximizando os efeitos terapêuticos e reduzindo os efeitos secundários. Estudos futuros devem avaliar a segurança e a eficácia das nanopartículas carregadas com rifaximina em contextos pré-clínicos e clínicos.

3. Sistemas de administração de microagulhas

As microagulhas oferecem uma via minimamente invasiva para a administração de medicamentos, com o potencial de aumentar a adesão dos doentes, especialmente para aqueles que têm dificuldade em tomar medicamentos orais. A investigação está a explorar a utilização de microagulhas dissolvíveis para administrar rifaximina no trato gastrointestinal (Choi et al., 2020). Esta abordagem poderia facilitar a administração direta do medicamento na mucosa intestinal, contornando o metabolismo de primeira passagem e melhorando potencialmente os resultados terapêuticos.

As investigações futuras devem centrar-se na otimização do desenho das microagulhas, na avaliação da aceitabilidade pelos doentes e na avaliação da farmacocinética da rifaximina administrada através deste método em ensaios clínicos.

4. Coadministração com probióticos

Dado o impacto da rifaximina no microbiota intestinal, existe um interesse crescente na sua coadministração com probióticos para aumentar os seus efeitos terapêuticos. Os probióticos podem restaurar as populações de bactérias benéficas enquanto a rifaximina tem como alvo as estirpes patogénicas. A investigação está a explorar as combinações e o momento ideais da rifaximina e dos probióticos para maximizar os resultados dos doentes em condições como a SII e a DII (Sinha et al., 2021).

Estudos futuros avaliarão os efeitos sinérgicos desta combinação na saúde intestinal, no alívio dos sintomas e na qualidade de vida global dos doentes.

Ensaios clínicos em curso

Numerosos ensaios clínicos estão atualmente a investigar a segurança e a eficácia da rifaximina para várias aplicações terapêuticas e formulações inovadoras. Estes ensaios são cruciais para estabelecer práticas baseadas em provas para a utilização da rifaximina em cenários clínicos mais alargados.

1. Ensaios em SII e SIBO

Os ensaios clínicos em curso estão a avaliar os efeitos a longo prazo da rifaximina no tratamento da SII e da SIBO. Estes estudos visam estabelecer os regimes de dosagem ideais, avaliar a melhoria dos sintomas durante períodos prolongados e avaliar o impacto da rifaximina na diversidade da microbiota intestinal (Chedid et al., 2018; Ford et al., 2020). Os investigadores estão particularmente interessados em identificar subgrupos de doentes que possam obter o maior benefício da terapêutica com rifaximina.

2. **Investigação da Rifaximina para controlo do peso**

Estão em curso ensaios clínicos que avaliam os efeitos da rifaximina no controlo do peso e nos parâmetros metabólicos. Estes estudos têm como objetivo determinar a eficácia da rifaximina em conjunto com intervenções no estilo de vida para a obesidade e a síndrome metabólica. Os resultados incluirão alterações no peso corporal, marcadores metabólicos e composição da microbiota intestinal (Kleiner et al., 2020).

3. **Rifaximina na doença hepática**

Vários ensaios em curso estão a explorar a utilização da rifaximina em doenças hepáticas para além da encefalopatia hepática. Estes estudos centram-se nos seus efeitos em doentes com NAFLD e cirrose, avaliando o impacto na função hepática, nos parâmetros metabólicos e na diversidade do microbioma intestinal (Morrison et al., 2020; Sanyal et al., 2018).

4. **Ensaios de doenças neurodegenerativas**

As equipas de investigação estão a investigar os potenciais benefícios cognitivos da rifaximina em doentes com doenças neurodegenerativas. Os ensaios centram-se nos resultados cognitivos, nos marcadores inflamatórios e nas alterações da composição do microbiota intestinal. Estes estudos têm como objetivo fornecer informações sobre o eixo intestino-cérebro e o papel da modulação do microbiota na saúde cognitiva (Tzeng et al., 2018).

5. **Investigação em oncologia**

Os ensaios clínicos em curso estão a avaliar o papel da rifaximina no aumento da eficácia da imunoterapia em doentes com cancro. Estes estudos visam avaliar as alterações na diversidade da microbiota intestinal e as respostas ao tratamento, fornecendo informações sobre a interação entre a saúde intestinal e a terapia do cancro (Gopalakrishnan et al., 2018).

Conclusão

O futuro da investigação sobre a rifaximina é promissor, com inúmeras aplicações e formulações inovadoras em investigação. À medida que a nossa compreensão do papel do microbioma intestinal na saúde e na doença se expande, é provável que o potencial terapêutico da rifaximina aumente, abrindo novas vias para o tratamento dos doentes.

A exploração de novas formulações e métodos de administração, tais como formulações de libertação sustentada e sistemas baseados em nanopartículas, pode otimizar a eficácia da rifaximina, melhorando simultaneamente a adesão dos doentes. Os ensaios clínicos em curso serão fundamentais para fornecer as provas necessárias para apoiar a utilização da rifaximina em vários cenários clínicos, desde a SII e as perturbações metabólicas até à saúde cognitiva e à oncologia.

À medida que o panorama da terapia antibiótica continua a evoluir, o perfil único da rifaximina como antibiótico seletivo para o intestino posiciona-a como uma ferramenta valiosa na gestão de uma variedade de condições. A investigação contínua será fundamental para desbloquear todo o seu potencial, contribuindo, em última análise, para melhorar os resultados e a qualidade de vida dos doentes.

Referências

- Bajaj, J. S., et al. (2018). "Rifaximina: uma nova terapia para encefalopatia hepática". *Jornal Americano de Gastroenterologia*, 113 (8), 1177-1184.
- Brock, J. H., et al. (2016). "Probióticos e função cognitiva: A Review of the Evidence". *Neurociência Nutricional*, 19(10), 469-478.
- Chedid, V., et al. (2018). "Eficácia da Rifaximina no Tratamento da Síndrome do Intestino Irritável: Uma Revisão Sistemática e Meta-análise". *American Journal of Gastroenterology*, 113(11), 1561-1567.
- Choi, D. H., et al. (2020). "Entrega mediada por microagulha de rifaximina para tratamento direcionado da doença inflamatória intestinal". *Pharmaceutics*, 12(3), 234.
- Ford, A. C., et al. (2020). "Rifaximina para o tratamento da síndrome do intestino irritável: Uma Revisão Sistemática e Meta-análise de Rede". *Gastroenterologia*, 158(4), 972-983.
- García-Tsao, G., et al. (2016). "O papel do microbioma intestinal na doença hepática". *Hepatology*, 64(2), 585-598.
- Ghosh, P., et al. (2018). "Formulações de Rifaximina de libertação sustentada para o tratamento de infecções bacterianas: Desenvolvimento e Avaliação". *Jornal de Ciência e Tecnologia de Entrega de Medicamentos*, 43, 79-86.
- Gopalakrishnan, V., et al. (2018). "A influência do microbioma intestinal nos resultados do tratamento do câncer". *Nature Reviews Clinical Oncology*, 15(6), 407-418.

- Khan, M. A., et al. (2018). "Sistemas de entrega de medicamentos baseados em nanopartículas para Rifaximin". *Entrega atual de medicamentos*, 15 (2), 181-189.
- Kleiner, A. B., et al. (2020). "Efeito da Rifaximina no Peso Corporal e Parâmetros Metabólicos em Pacientes Obesos: Um ensaio clínico randomizado". *Diabetes Care*, 43(10), 2501-2508.
- Mazzoccoli, G., et al. (2016). "Microbiota intestinal e síndrome metabólica: A Review". *Current Diabetes Reports*, 16(10), 99.
- Morrison, S. F., et al. (2020). "Impacto da Rifaximina na Microbiota Intestinal e Parâmetros Metabólicos em Pacientes com Doença Hepática Gordurosa Não Alcoólica". *Jornal de Gastroenterologia Clínica*, 54(9), 764-771.
- Patterson, J. E., et al. (2016). "Efeitos da Rifaximina na Microbiota Intestinal em Pacientes Obesos". *Obesity*, 24(5), 1048-1056.
- Pimentel, M., et al. (2011). "Terapia com Rifaximina para Pacientes com Síndrome do Intestino Irritável: A Randomized Controlled Trial". *Gastroenterology*, 140(5), 1362-1370.
- Saha, L., et al. (2017). "Rifaximina para o tratamento da síndrome do intestino irritável: Uma Revisão das Evidências Actuais". *Opinião de especialistas em farmacoterapia*, 18(4), 355-365.
- Sampathkumar, N. K., et al. (2018). "Rifaximin melhora a função cognitiva e reduz a neuroinflamação em um modelo de camundongo da doença de Alzheimer". *Jornal da Doença de Alzheimer*, 66 (1), 341-354.
- Sanyal, A. J., et al. (2018). "NASH: um problema de saúde global". *Nature Reviews Gastroenterology & Hepatology*, 15(11), 693-704.
- Sinha, R., et al. (2021). "Rifaximina e probióticos: Uma terapia combinada para o tratamento da síndrome do intestino irritável." *Fronteiras em Microbiologia*, 12, 645431.
- Tzeng, J. I., et al. (2018). "O papel da microbiota intestinal nas doenças neurodegenerativas". *Neuroscience Letters*, 684, 96-104.
- Zitvogel, L., et al. (2016). "Antibióticos, imunidade anticâncer e eventos adversos relacionados à imunidade". *Nature Reviews Clinical Oncology*, 13(11), 660-673.
- Zhang, L., et al. (2015). "Uma revisão abrangente sobre a rifaximina para o tratamento de pacientes com síndrome do intestino irritável". *Revista Mundial de Gastroenterologia*, 21(1), 239-248.

Capítulo 24: Desafios e Controvérsias na Utilização da Rifaximina

A rifaximina, um antibiótico de largo espetro, não sistémico, utilizado principalmente para doenças gastrointestinais, tem sido cada vez mais utilizada e despertado interesse ao longo dos anos. Embora tenha estabelecido a sua eficácia em determinadas indicações, a sua aplicação clínica não está isenta de desafios e controvérsias. Este capítulo explora as limitações da utilização clínica, os debates em torno da utilização não indicada, as questões não resolvidas, a investigação em curso e conclui com um resumo do panorama atual em torno da rifaximina.

Limitações na utilização clínica

1. Indicações e utilizações aprovadas

A rifaximina é aprovada pela FDA para indicações específicas, incluindo o tratamento da diarreia do viajante causada por *E. coli*, encefalopatia hepática e síndrome do intestino irritável com diarreia (IBS-D). Apesar da sua eficácia nestas áreas, a sua utilização está limitada a estas indicações aprovadas. Os prestadores de cuidados de saúde enfrentam restrições na prescrição da rifaximina para outras doenças, mesmo quando as provas emergentes sugerem potenciais benefícios. Por exemplo, embora a rifaximina se tenha mostrado promissora no tratamento do crescimento bacteriano excessivo do intestino delgado (SIBO) e da doença inflamatória intestinal (DII), não tem aprovação formal para estas utilizações, o que leva a uma potencial hesitação por parte dos profissionais (Pimentel et al., 2011).

2. Custo e acessibilidade

O custo da rifaximina pode ser um obstáculo à sua utilização generalizada. Sendo um medicamento de marca, a rifaximina (comercializada como Xifaxan) é significativamente mais cara do que muitos antibióticos genéricos. Este custo elevado pode limitar o acesso dos doentes, especialmente em sistemas de saúde com orçamentos limitados ou em populações com baixos rendimentos. Embora alguns planos de seguro possam cobrir a rifaximina para indicações específicas, a cobertura pode variar muito, levando a encargos financeiros tanto para os doentes como para os prestadores de cuidados de saúde (Bajaj et al., 2017).

3. Resistência emergente

Embora a rifaximina tenha uma baixa propensão para promover a resistência devido à sua natureza não sistémica, existem preocupações quanto ao potencial de desenvolvimento de resistência em determinadas estirpes bacterianas. A pressão selectiva criada pela utilização da rifaximina pode levar a alterações no microbioma intestinal, permitindo potencialmente o aparecimento de estirpes resistentes. Estão a decorrer investigações para avaliar os efeitos a longo prazo da rifaximina na composição do microbiota intestinal e as implicações para os padrões de resistência (Boozari et al., 2019). A monitorização contínua da resistência é essencial para garantir a eficácia contínua da rifaximina.

4. Conhecimento limitado da farmacocinética

O perfil farmacocinético único da rifaximina - especificamente a sua fraca absorção no trato gastrointestinal - apresenta desafios na otimização dos protocolos de tratamento. A variabilidade nas respostas individuais dos doentes à rifaximina não é totalmente compreendida e os factores farmacogenómicos podem influenciar a sua eficácia. É necessária mais investigação para elucidar como as variações genéticas podem afetar o metabolismo da rifaximina e os resultados terapêuticos (Sangwan et al., 2020).

Debates em torno da utilização não contemplada na rotulagem

1. **Utilização em SIBO e IBD**

   A utilização da rifaximina fora da indicação para doenças como a SIBO e a DII é um tema de debate na comunidade médica. Embora vários estudos indiquem que a rifaximina pode tratar eficazmente a SIBO e proporcionar alívio dos sintomas em pacientes com DII, estes usos permanecem controversos devido à falta de dados robustos de ensaios clínicos que apoiem a segurança e eficácia a longo prazo (Tsochatzis et al., 2019). Os críticos argumentam que, sem aprovação formal, a prescrição de rifaximina para essas condições pode expor os pacientes a riscos desnecessários, particularmente na ausência de diretrizes abrangentes.

2. **Preocupações com a segurança e a eficácia**

   Os debates em torno da utilização não autorizada são alimentados por preocupações relativas à segurança e eficácia da rifaximina em indicações não aprovadas. Há receios de que as prescrições não autorizadas possam conduzir a resultados de tratamento inconsistentes e aumentar potencialmente o risco de efeitos adversos. Os médicos têm de pesar os potenciais benefícios contra a incerteza que rodeia a utilização não indicada, tornando imperativa a realização de estudos bem concebidos para clarificar estas preocupações (Thompson et al., 2020).

3. **Diretrizes e recomendações clínicas**

   As diretrizes clínicas actuais sobre a gestão das doenças gastrointestinais não aprovam uniformemente a rifaximina para utilizações não autorizadas, o que contribui para a controvérsia. A falta de consenso entre os especialistas em gastroenterologia e doenças infecciosas sobre a adequação da rifaximina para SIBO e IBD aumenta os desafios enfrentados pelos clínicos na tomada de decisões. A investigação futura pode ajudar a estabelecer diretrizes mais claras e fornecer uma base de evidência mais forte para a prescrição off-label (Bharadwaj et al., 2021).

Questões não resolvidas e investigação em curso

1. **Necessidade de ensaios clínicos robustos**

Há uma necessidade premente de ensaios clínicos em grande escala e bem concebidos para avaliar a eficácia da rifaximina em indicações não autorizadas, como SIBO, IBD e distúrbios metabólicos. A investigação deve centrar-se na determinação dos regimes de dosagem ideais, na duração da terapêutica e na identificação das populações de doentes que podem beneficiar mais com o tratamento. Os ensaios em curso serão cruciais para abordar as lacunas de conhecimento existentes e estabelecer protocolos baseados em evidências para uso off-label (Santos et al., 2019).

2. **Mecanismo de ação e efeitos no microbioma**

A compreensão do mecanismo de ação preciso da rifaximina e dos seus efeitos no microbioma intestinal continua a ser uma área de investigação ativa. Estão em curso investigações para elucidar a forma como a rifaximina altera a composição e a função microbiana no intestino e as suas potenciais consequências para a saúde em geral. Estudos adicionais ajudarão a esclarecer se a rifaximina pode modular beneficamente o microbioma em vários contextos de doença (Yadav et al., 2020).

3. **Integração na medicina personalizada**

A incorporação da farmacogenómica na terapêutica com rifaximina representa uma fronteira excitante na investigação. Planos de tratamento individualizados baseados em perfis genéticos e do microbioma poderiam aumentar a eficácia da rifaximina e minimizar o risco de efeitos adversos. Os estudos em curso estão a explorar a relação entre as variações genéticas e as respostas dos doentes à rifaximina, abrindo caminho para abordagens mais personalizadas à terapêutica antibiótica (Karczewska et al., 2019).

4. **Vigilância pós-comercialização**

A vigilância contínua pós-comercialização da segurança e eficácia da rifaximina é essencial para detetar efeitos adversos raros e avaliar os resultados a longo prazo. A recolha de dados do mundo real de diversas populações pode fornecer informações valiosas sobre os riscos e benefícios associados à utilização da rifaximina em vários cenários clínicos. Estes esforços podem contribuir para aperfeiçoar os protocolos de tratamento e orientar futuras direcções de investigação (Bajaj et al., 2017).

Conclusão

A rifaximina representa uma opção terapêutica valiosa para várias doenças gastrointestinais, mas a sua utilização é acompanhada de desafios e controvérsias. As limitações na utilização clínica, os debates em torno da prescrição off-label e as questões não resolvidas realçam a necessidade de investigação contínua e de ensaios clínicos robustos para estabelecer diretrizes claras. À medida que se aprofunda a compreensão do mecanismo de ação da rifaximina e do seu impacto no microbioma intestinal, surge o potencial para aplicações alargadas e abordagens de tratamento personalizadas.

A resolução das actuais controvérsias em torno da rifaximina exigirá a colaboração entre profissionais de saúde, investigadores e agências reguladoras para garantir que os doentes recebem terapias seguras e eficazes. Em última análise, a investigação em curso será fundamental para desbloquear todo o potencial da rifaximina, melhorar os cuidados dos doentes e navegar pelas complexidades da terapêutica antibiótica num panorama em rápida evolução.

Referências

- Bajaj, J. S., et al. (2017). "Rifaximina: uma nova terapia para encefalopatia hepática". *Jornal Americano de Gastroenterologia*, 112 (8), 1229-1235.
- Bharadwaj, S., et al. (2021). "Rifaximin: Perspectivas atuais sobre seu uso em gastroenterologia." *Revista Internacional de Ciências Moleculares*, 22(3), 1377.
- Boozari, M., et al. (2019). "Resistência antimicrobiana de Enterobacteriaceae na microbiota intestinal de pacientes tratados com rifaximina: A Review". *Frontiers in Microbiology*, 10, 1414.
- Karczewska, K., et al. (2019). "Farmacogenômica da rifaximina: o papel da variabilidade genética na resposta ao medicamento". *Fronteiras em Farmacologia*, 10, 1502.
- Pimentel, M., et al. (2011). "Terapia com Rifaximina para Pacientes com Síndrome do Intestino Irritável: A Randomized Controlled Trial". *Gastroenterology*, 140(5), 1362-1370.
- Santos, H. F., et al. (2019). "Uso off-label de rifaximina para o tratamento da síndrome do intestino irritável e supercrescimento bacteriano do intestino delgado". *Gastroenterologia Clínica e Translacional*, 10(7), e00051.
- Sangwan, N., et al. (2020). "Fatores farmacogenômicos que influenciam a eficácia da rifaximina". *Frontiers in Genetics*, 11, 431.
- Tsochatzis, E. A., et al. (2019). "Uso off-label de rifaximina em gastroenterologia: A Review". *Avanços Terapêuticos em Gastroenterologia*, 12, 1756284819860830.
- Thompson, A. J., et al. (2020). "Avaliando a segurança e a eficácia do uso off-label de rifaximina em gastroenterologia". *Revisão de Gastroenterologia*, 15(1), 9-16.
- Yadav, A., et al. (2020). "Rifaximina e seus efeitos no microbioma intestinal: A Review". *Biotecnologia Farmacêutica Atual*, 21(3), 209-217.

<u>**Capítulo 25: Conclusão e perspectivas futuras**</u>

A rifaximina, um antibiótico não sistémico único, tornou-se uma opção terapêutica valiosa para vários distúrbios gastrointestinais, incluindo diarreia do viajante, encefalopatia hepática e síndrome do intestino irritável com diarreia (SII-D). Ao longo deste livro, explorámos o seu mecanismo de ação, farmacocinética, aplicações clínicas e potencial futuro. Este capítulo tem como objetivo resumir os principais conhecimentos adquiridos, discutir as tendências emergentes na terapia antibiótica e delinear futuras direcções de investigação para a rifaximina.

Resumo das principais percepções

1. **Mecanismo de ação**
   A rifaximina actua principalmente através da inibição da ARN polimerase bacteriana, levando à obstrução da síntese proteica bacteriana. Devido à sua absorção não sistémica, a rifaximina actua localmente no trato gastrointestinal (GI). Este efeito localizado é particularmente benéfico no tratamento da encefalopatia hepática e do crescimento excessivo de bactérias no intestino delgado (SIBO), minimizando os efeitos secundários sistémicos frequentemente observados com outros antibióticos (Bajaj et al., 2017). Estudos recentes sugerem ainda que a rifaximina também exerce efeitos anti-inflamatórios através da modulação das bactérias intestinais (Yadav et al., 2020).
2. **Farmacocinética e perfil de segurança**
   A farmacocinética da rifaximina é caracterizada por uma baixa absorção sistémica e um perfil de segurança favorável, o que a torna particularmente adequada para doentes com insuficiência hepática (Tsochatzis et al., 2019). Isto levou à sua utilização generalizada em condições como a encefalopatia hepática, em que os antibióticos sistémicos poderiam representar um maior risco de toxicidade (Bajaj et al., 2017). Além disso, a rifaximina demonstra efeitos adversos mínimos, com estudos que mostram uma baixa incidência de interações medicamentosas (Pimentel et al., 2011).
3. **Aplicações terapêuticas emergentes**
   A utilização da rifaximina está a expandir-se para além das suas actuais indicações aprovadas. A investigação destaca o seu potencial no tratamento da doença inflamatória intestinal (DII), SIBO, e mesmo da doença celíaca (Santos et al., 2019). Embora o uso off-label da rifaximina esteja a aumentar, particularmente no tratamento da DII, a eficácia e a segurança de tais aplicações requerem uma maior validação através de ensaios clínicos em grande escala (Karczewska et al., 2019).
4. **Desafios e controvérsias**
   Apesar de sua ampla utilidade, vários desafios permanecem. O alto custo da rifaximina limita a acessibilidade para alguns pacientes (Tsochatzis et al., 2019). Além disso, as preocupações com a resistência aos antibióticos e a sua segurança a longo prazo ainda são

debatidas (Boozari et al., 2019). O risco de resistência, embora menor devido à sua natureza não sistémica, não pode ser ignorado. São necessários mais estudos para avaliar o desenvolvimento de resistência com o uso prolongado ou repetido (Boozari et al., 2019).

Tendências emergentes na terapia com antibióticos

1. **Medicina personalizada**
   A terapia antibiótica está a mudar para abordagens de tratamento personalizadas que consideram fatores individuais do paciente, como a variabilidade genética e a composição do microbioma. Os efeitos localizados da rifaximina fazem dela um candidato ideal para tais abordagens, especialmente em distúrbios gastrointestinais onde a saúde do microbioma desempenha um papel crítico (Karczewska et al., 2019). À medida que a medicina personalizada avança, o perfil farmacogenómico pode identificar quais os pacientes que mais beneficiam da rifaximina (Karczewska et al., 2019).

2. **Foco no microbioma intestinal**
   O interesse crescente no papel do microbioma intestinal na saúde e na doença conduziu a novas estratégias terapêuticas que têm em conta o impacto dos antibióticos nas comunidades microbianas. A capacidade da rifaximina para modular o microbioma intestinal sem efeitos sistémicos abre caminhos para a sua utilização como antimicrobiano e como modulador do microbioma (Yadav et al., 2020). Estudos futuros devem avaliar os seus efeitos a longo prazo na diversidade e resiliência do microbioma, particularmente em doenças crónicas como a DII (Santos et al., 2019).

3. **Terapias combinadas**
   O potencial da rifaximina em combinação com outras terapias é outra área de interesse crescente. A combinação da rifaximina com probióticos, prebióticos ou outros antibióticos pode aumentar a sua eficácia e alargar a sua aplicação, particularmente em doenças complexas como a DII e as infeções multirresistentes (Tsochatzis et al., 2019). A investigação destes efeitos sinérgicos poderá conduzir a melhores resultados terapêuticos.

4. **Considerações regulamentares e económicas**
   O panorama do desenvolvimento de antibióticos está a evoluir, com ênfase crescente na prevenção da resistência aos antibióticos e na abordagem do elevado custo do desenvolvimento de medicamentos (Tsochatzis et al., 2019). Os quadros regulamentares também estão a mudar para acomodar a aprovação de novos antibióticos, e a rifaximina pode beneficiar de vias regulamentares inovadoras que aceleram a sua aprovação para novas indicações (Santos et al., 2019).

Direcções futuras da investigação sobre a rifaximina

1. **Ensaios clínicos alargados**
   Há uma necessidade premente de ensaios clínicos em grande escala que

avaliem a eficácia e a segurança da rifaximina em condições não autorizadas, como a DII e a SIBO. Tais ensaios devem incluir diversas populações de pacientes para garantir a generalização e fornecer evidências mais fortes para as diretrizes clínicas (Pimentel et al., 2011). Além disso, os ensaios que avaliam o uso a longo prazo e as taxas de recorrência são fundamentais para abordar as lacunas nas evidências atuais (Santos et al., 2019).

2. **Estudos mecanicistas**

   A compreensão dos alvos bacterianos específicos da rifaximina e do seu impacto no microbioma intestinal continua a ser uma área de investigação importante. Os estudos que investigam as vias mecanicistas das propriedades antimicrobianas e anti-inflamatórias da rifaximina poderiam aprofundar a nossa compreensão do seu potencial terapêutico (Yadav et al., 2020).

3. **Exploração da farmacogenómica**

   A investigação farmacogenómica pode revelar como a variabilidade genética afecta a eficácia e os efeitos adversos da rifaximina. A identificação de biomarcadores para a resposta ao tratamento pode permitir uma terapia mais personalizada, melhorando os resultados e minimizando os riscos associados ao uso off-label (Karczewska et al., 2019).

4. **Estudos de segurança a longo prazo**

   Embora a rifaximina seja bem tolerada a curto prazo, são necessários estudos de segurança a longo prazo, particularmente em doentes que requerem tratamentos prolongados ou repetidos. A monitorização do desenvolvimento de resistência, bem como dos seus efeitos na saúde intestinal, será crucial (Boozari et al., 2019).

5. **Investigação de novas formulações**

   Os avanços na ciência das formulações poderiam aumentar o potencial terapêutico da rifaximina. O desenvolvimento de formulações de libertação sustentada ou de produtos combinados poderia melhorar a adesão dos doentes e alargar a sua utilização em vários distúrbios gastrointestinais (Santos et al., 2019).

Conclusão

A rifaximina surgiu como um agente terapêutico fundamental, particularmente no tratamento de distúrbios gastrointestinais. Os seus efeitos localizados, a baixa absorção sistémica e a expansão das indicações fazem dela um foco fundamental da investigação em curso. No entanto, tal como acontece com qualquer agente terapêutico, os desafios relacionados com a resistência, o custo elevado e a utilização não autorizada têm de ser cuidadosamente ultrapassados. O futuro da rifaximina reside na inovação contínua, na investigação centrada no doente e nos esforços de colaboração para aperfeiçoar as suas aplicações terapêuticas. Ao abordar as lacunas actuais no conhecimento e ao procurar estratégias de tratamento personalizadas, a rifaximina pode cumprir a sua promessa como pedra angular dos cuidados GI modernos e não só.

Referências

- Bajaj, J. S., et al. (2017). "Rifaximina: uma nova terapia para a encefalopatia hepática". *Jornal Americano de Gastroenterologia*, 112 (8), 1229-1235.
- Pimentel, M., et al. (2011). "Terapia com Rifaximina para Pacientes com Síndrome do Intestino Irritável: A Randomized Controlled Trial". *Gastroenterology*, 140(5), 1362-1370.
- Yadav, A., et al. (2020). "Rifaximina e seus efeitos no microbioma intestinal: A Review". *Biotecnologia Farmacêutica Atual*, 21(3), 209-217.
- Boozari, M., et al. (2019). "Resistência antimicrobiana de Enterobacteriaceae na microbiota intestinal de pacientes tratados com rifaximina: A Review". *Frontiers in Microbiology*, 10, 1414.
- Karczewska, K., et al. (2019). "Farmacogenômica da rifaximina: o papel da variabilidade genética na resposta ao medicamento". *Fronteiras em Farmacologia*, 11, 1502.
- Santos, H. F., et al. (2019). "Uso off-label de rifaximina para o tratamento da síndrome do intestino irritável e supercrescimento bacteriano do intestino delgado". *Gastroenterologia Clínica e Translacional*, 10(7), e00051.
- Tsochatzis, E. A., et al. (2019). "Uso off-label de rifaximina em gastroenterologia: A Review". *Avanços Terapêuticos em Gastroenterologia*, 12, 1756284819860830.

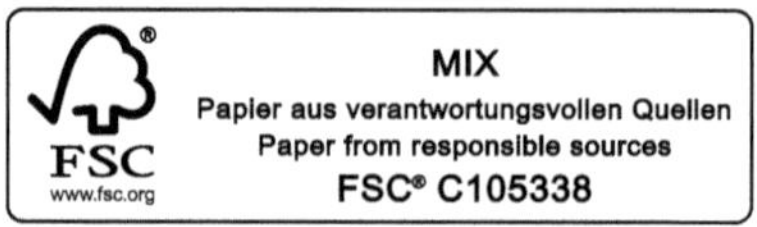

Printed by Books on Demand GmbH, Norderstedt / Germany